面向人民健康
提升健康素养

相约健康
百科丛书

面向人民健康
提升健康素养

相约健康百科丛书

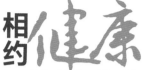

主动健康系列

职场的
健康密码

主编 孙新 李涛

人民卫生出版社
·北京·

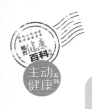

丛书专家指导委员会

主 任 委 员　　陈竺

副主任委员　　李斌　于学军　王陇德　白书忠

委　　　员　　（院士名单按姓氏笔画排序）

于金明　王辰　王俊　王松灵　田金洲

付小兵　乔杰　邬堂春　庄辉　李校堃

杨宝峰　邱贵兴　沈洪兵　张强　张伯礼

陆林　陈可冀　陈孝平　陈君石　陈赛娟

尚红　周宏灏　郎景和　贺福初　贾伟平

夏照帆　顾东风　徐建国　黄荷凤　葛均波

董尔丹　董家鸿　韩济生　韩雅玲　詹启敏

丛书工作委员会

主 任 委 员　　李新华

副主任委员　　徐卸古　何翔　冯子健　孙伟

孙巍　裴亚军　武留信　王挺

委　　　员　　（按姓氏笔画排序）

王凤丽　王丽娟　皮雪花　朱玲　刘彬

刘召芬　杜振雷　李祯　吴非　庞静

强东昌　鲍鸿志　谭嘉

本书编委会

主　　编　　孙　新　李　涛

副主编　　李　霜　吴　静　郑子谦

编　　者　　（按姓氏笔画排序）

丁晓文　北京市化工职业病防治院

王　致　广州市职业病防治院

王　瑾　中国疾病预防控制中心职业卫生与中毒控制所

尹　艳　上海市疾病预防控制中心

叶　研　北京市疾病预防控制中心

任　军　中国疾病预防控制中心职业卫生与中毒控制所

刘　芳　中国疾病预防控制中心慢性非传染性疾病预防控制中心

孙　新　中国疾病预防控制中心职业卫生与中毒控制所

李　涛　中国疾病预防控制中心职业卫生与中毒控制所

李　戬　中国中化控股有限责任公司

李　霜　中国疾病预防控制中心职业卫生与中毒控制所

杨　敏　广东省职业病防治院

吴　静　中国疾病预防控制中心慢性非传染性疾病预防控制中心

余善法　河南医学高等专科学校

张巧耘　江苏省疾病预防控制中心

张华东　重庆市疾病预防控制中心

陈青松　广东药科大学

郑子谦　广东省职业病防治院

聂云峰　湖南省职业病防治院

曾　强　天津市疾病预防控制中心

楼建林　湖州师范学院

学术秘书　　王　瑾

陈竺院士
说健康

总　序

　　人民健康是现代化最重要的指标之一，也是人民幸福生活的基础。党的二十大报告明确到 2035 年建成健康中国。社会各界，尤其是全国医疗卫生工作者，要坚持以人民为中心的发展思想，把保障人民健康放在优先发展的战略位置，加快推进健康中国建设，全方位全周期保障人民健康，为实现"两个一百年"奋斗目标、实现中华民族伟大复兴的中国梦打下坚实的健康基础，为共建人类卫生健康共同体作出应有的贡献。

　　为助力健康中国建设，提升人民健康素养，人民卫生出版社（以下简称"人卫社"）联合相关学（协）会、平台、媒体共同策划，整合各方优势、创新传播途径，打造高质量的纸数融合立体化传播健康知识普及出版物《相约健康百科丛书》（以下简称"丛书"）。丛书通过图书、新媒体、互联网平台等全媒体，努力为人民群众提供全生命周期的健康知识服务。在深入了解丛书的策划方案、组织管理和工作安排后，我欣然接受了邀请，担任丛书专家指导委员会主任委员，主要基于以下考虑。

　　建设健康中国，人人享有健康。党的十八大以来，以习近平同志为核心的党中央一直高度重视、持续推动健康中国建设。2016 年党中央、国务院印发的《"健康中国 2030"规划纲要》指出，推进健康中国建设，是全面建成小康社会、基本实现社会主义现代化的重要基础，是全面提升中华民族健康素质、实现人民健康与经济社会协调发展的国家战略。健康中国的主题是"共建共享、全民健康"，共建共享是基本路径，

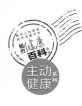

全民健康是根本目的。人人参与、人人尽力、人人享有，实现全民健康，需要全社会共同努力。党的二十大对新时代新征程上推进健康中国建设作出新的战略部署，赋予了新的任务使命，提出"把保障人民健康放在优先发展的战略位置，完善人民健康促进政策"。丛书建设抓住了健康中国建设的核心要义。

提升健康素养，需要终身学习。健康素养是人的一种能力：它能够帮助个人获取和理解基本的健康信息和服务，并能运用其作出正确的判断和决定，以维持并促进自己的健康。2008 年 1 月，卫生部发布《中国公民健康素养——基本知识与技能（试行）》，首次以政府文件的形式界定了居民健康素养，我很高兴签发了这份文件。此后，我持续关注该工作的进展和成效。经过多年的不懈努力，我国健康素养促进工作蓬勃发展，居民健康素养水平从 2009 年的 6.48% 上升至 2021 年的25.4%，人民健康状况和基本医疗卫生服务的公平性、可及性持续改善，主要健康指标居于中高收入国家前列，为以中国式现代化全面推进中华民族伟大复兴奠定了坚实的健康基础。健康素养需要持续地学习和养成，丛书正是致力于此。

健康第一责任人，是我们自己。2019 年 12 月，十三届全国人大常委会第十五次会议通过了《中华人民共和国基本医疗卫生与健康促进法》，该法第六十九条提出"公民是自己健康的第一责任人，树立和践行对自己健康负责的健康管理理念，主动学习健康知识，提高健康素养，加强健康管理。倡导家庭成员相互关爱，形成符合自身和家庭特点的健康生活方式。"从国家法律到健康中国战略，都强调每个人是自己健康的第一责任人。只有人人都具备了良好的健康素养，成为自己健康的第一责任人，健康中国才有了最坚实的基础。丛书始终秉持了这一理念，能够切实帮助读者承担起自己的健康责任。

接受丛书编著邀请后，我多次听取了丛书工作委员会和人卫社的汇报，提出了一些建议，并录制了"院士说健康"视频。我很高兴能以此项工作为依托，为人民健康多做些有意义的工作。丛书工作委员会和人卫社的同仁们一致认为，这件事做好了，对提高国民特别是青少年健康素养意义重大！

2022年11月，在丛书启动会议上，我提出丛书建设要做到心系于民、科学严谨、质量第一、无私奉献四点希望。2023年9月，丛书"健康一生系列"正式出版！丛书建设者们高度负责、团结协作，严谨、创新、务实地推进丛书建设，让我对丛书即将发挥的作用充满了信心，也对健康科普工作有了更多的思考。

一是健康科普工作需把社会责任放在首位。丛书为做好顶层设计，邀请一批院士担任专家指导委员会的成员。院士们的本职工作非常繁忙，但他们仍以极高的热情投入丛书建设中，指导把关、录制视频，担任健康代言人，身体力行地参与健康科普工作。全国广大医务工作者也要积极行动起来，把社会责任放在首位，践行习近平总书记提出的"科技创新、科学普及是实现创新发展的两翼"之工作要求，把健康科学普及放在与医药科技创新同等重要的位置，防治并重，守护人民健康。

二是健康科普工作应始终心系于民。健康科普需要找准人民群众普遍关心的健康问题，有针对性地开展工作，方能事半功倍。丛书每一个系列都将开展健康问题征集活动，"健康一生系列"收集了两万余个来自大众的健康问题，说明人民群众的健康需求是旺盛的，对专家解答是企盼的。丛书组织专家对这些问题进行了认真的整理、分析和解答，并在正式出版前后组织群众试读活动，以不断改进工作，提升质量，满足人民健康需求，这些都是服务于民的重要体现。丛书更是积极尝试应用新

技术新方法，为科普传播模式创新赋能，强化场景化应用，努力探索克服健康科普"知易行难"这个最大的难题。

三是健康科普工作须坚持高质量原则。高质量发展是中国式现代化的本质要求之一。健康科普工作事关人民健康，须遵从"人民至上、生命至上"的理念，把质量放在最重要的位置，以人民群众喜闻乐见的方式，传递科学的、权威的、通俗易懂的健康知识，要在健康科普工作中塑造尊重科学、学习科学、践行科学之风，让"伪科学""健康谣言""假专家"无处遁形。丛书工作委员会、各编委会坚持了这一原则，将质量要求落实到每一个环节。

四是健康科普工作要注重创新。不同的时代，健康需求发生着变化，健康科普方式也应与时俱进，才能做到精准、有效。丛书建设模式创新也是耳目一新，比如立足不同的应用场景，面向未来健康需求的无限可能，设计了"1+N"的丛书系列开放体系，成熟一个系列就开发一个；充分发挥专业学（协）会和权威专家作用，对每个系列的分册构建进行充分研讨，提出要从健康科普"读者视角"着眼，构建具有中国特色的国民健康知识体系；精心设计各分册内容结构和具有中华民族特色的系列 IP 形象；针对人民接受健康知识的主要渠道从纸媒向互联网转移的特点，设计纸数融合图书与在线健康知识问答库结合，文字、图片、视频、动画等联动的全媒体传播模式，全方位、全媒体、全生命周期服务人民健康等。

五是健康科普工作需要高水平人才队伍。人才是所有事业的第一资源。丛书除自身的出版传播外，着眼于健康中国建设大局，建立编写团队组建、遴选与培养的系列流程，开展了编写过程和团队建设研究，组建来自全国，老、中、青结合的高水平编者团队，且每个分册都通过编写过程的管理努力提升作者的健康科普能力。这项工作非常有意义。希望未来，越来越多的卫生健康工作者能以高度的社会责任感、职业使命感，以无私奉献的精神参与到健康科普工作中，以更多更好的健康科普精品，服务人民健康。

衷心希望，通过驰而不息的建设，丛书能让健康中国、健康素养、健康第一责任人的理念深入人心，并转化为建设健康中国的重要动力，成为国民追求和促进健康的重要支撑。

衷心希望，能以大型健康科普精品丛书为依托，培养一支高水平的健康科普作者队伍，增强文化自信的建设力量，从而更好地为中华民族现代文明贡献健康力量。

衷心希望，读者朋友们积极行动起来，认真汲取《相约健康百科丛书》中的健康知识，把它们运用到自己的生活里，让自己更健康，也为健康中国建设作出每个公民的贡献！

中国红十字会会长
中国科学院院士
丛书专家指导委员会主任委员

2023 年 7 月

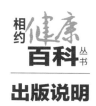

出版说明

　　健康是幸福生活最重要的指标，健康是 1，其他是后面的 0，没有 1，再多的 0 也没有意义。提升健康素养，是提高全民健康水平最根本、最经济、最有效的措施之一。党的二十大报告要求，加强国家科普能力建设，深化全民阅读活动。习近平总书记指出，科技创新、科学普及是实现创新发展的两翼，要把科学普及放在与科技创新同等重要的位置。在这一重要指示精神的指引下，人民卫生出版社（以下简称"人卫社"）努力探索让科学普及这"一翼"变得与科技创新同样强大，进而助力创新型国家建设。经过深入调研，团结广大医学科学家、健康传播专家、学（协）会、媒体、平台，共同策划出版《相约健康百科丛书》（以下简称"丛书"）。

　　为了帮助读者更好地了解和使用丛书，特将出版相关情况说明如下。

一、丛书建设目标

　　丛书努力实现五个建设目标，即：高质量出版健康科普精品，培养优秀的健康科普团队，创新数字赋能传播模式，打造知识共建共享平台，最终提升国民健康素养，服务健康中国行动落实和中华民族现代文明建设。

二、丛书体系构建

　　1. 丛书各系列分册设计遵从人民至上的理念，突出读者健康需求和

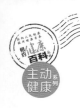

视角。各系列的分册设计经过多轮专家论证、读者健康需求调研，形成从读者需求入手进行分册设计的共识，更好地与读者形成共鸣，让读者愿意读、喜欢读，并能转化为自身健康生活方式和行为。

比如，丛书第一个系列"健康一生系列"，既不按医学学科分类，也不按人体系统分类，更不按病种分类，而是围绕每个人在日常生活中会遇到的健康相关问题和挑战分类。这个系列分别针对健康理念养成，到人生面临的生、老、病问题，再到每天一睁眼要面对的食、动、睡问题，最后到更高层次的养、乐、美问题，共设立 10 个分册，分别是《健康每一天》《健康始于孕育》《守护老年健康》《对疾病说不》《饮食的健康密码》《运动的健康密码》《睡眠的健康密码》《中医养生智慧》《快乐的健康密码》和《美丽的健康密码》。

2. 丛书努力构建从健康知识普及到健康行为指导的全生命周期全媒体的健康知识服务体系。依靠权威学（协）会和专家的反复多次研究论证，从读者的健康需求出发，丛书构建了"1+N"系列开放体系，即以"健康一生系列"为"1"；以不同人群、不同场景的不同健康需求或面临的挑战为"N"，成熟一个系列就开发一个系列。"主动健康系列""应急急救系列""就医问药系列""康养康复系列"，以及其他系列将在"十四五"期间陆续启动和出版。

3. 丛书建设有力贯彻落实"两翼论"精神，推动健康科普高质量创新发展。丛书除自身的出版传播外，还建立编写团队组建、遴选与培养的系列流程，开展了编写过程和团队建设研究，组建来自全国，老、中、青结合的高水平编者团队，并通过编写过程的管理努力提升作者的健康科普能力。丛书建设部分相关内容还努力申报了国家"十四五"主动健康和人口老龄化科技应对重点专项；以"《相约健康百科丛书》策划出版为基础探索全方位、立体化大众科普类图书出版新模式"为题，成功获得人卫研究院创新发展研究项目支持。

三、丛书创新特色

1. 体现科学性、权威性、严谨性。为做好丛书的顶层设计、项目实施和编写出版工作，保障科学性，成立丛书专家指导委员会、工作委员会和各分册编委会。

第十二届、十三届全国人大常委会副委员长，中国红十字会会长陈竺院士担任丛书专家指导委员会主任委员，国家卫生健康委员会副主任李斌、中国计划生育协会常务副会长于学军、中华预防医学会名誉会长王陇德院士、中国健康促进基金会荣誉理事长白书忠等担任副主任委员，三十余位院士应邀担任委员。专家们积极做好丛书顶层设计、指导把关工作，录制"院士说健康"视频，审阅书稿，甚至承担具体编写工作……他们率先垂范，以极高的社会责任感投入健康科普工作，为全国医务工作者参与健康科普工作树立了榜样。

人民卫生出版社、中国健康促进基金会、中国计划生育协会、中华预防医学会、中国科普研究所、全国科学技术名词审定委员会、健康报社、新华网客户端《新华大健康》等机构负责健康科普工作的领导和专家组成了丛书工作委员会，并成立了丛书工作组，形成每周例会、专题会、组建专班等工作机制，确保丛书建设的严谨性和高质量推进。

各系列各分册编委会均由相关学（协）会、医学院校、研究机构等领域具有卓越影响力的专家组成。专家们面对公众健康需求迫切，但优秀科普作品供给不足、科普内容良莠不齐的局面，均以极大的热忱投入丛书建设与编写工作中，召开编写会、审稿会、定稿会等各类会议，对架构反复研究，对内容精益求精，对表达字斟句酌，为丛书的科学性、权威性和严谨性提供了可靠保证。

2. 彰显时代性、人民性、创新性。习近平总书记在文化传承发展座谈会上发表重要讲话，强调"在新的起点上继续推动文化繁荣、建设文化强国、建设中华民族现代文明，是我们在新时代新的文化使命"。丛书以"同中国具体实际相结合、同中华优秀传统文化相结合"理念为指导，彰显时代性、人民性、创新性。

丛书高度重视调查研究工作，各个系列都会开展面向全社会的问题征集活动，并将征集到的问题融入各个分册。此外，在正式出版前后都专门开展试读工作，以了解读者的真实感受，不断调整、优化工作思路和方法，实现内容"来自人民，根植人民，服务人民"。

在丛书整体设计和 IP 形象设计中，力求用中国元素讲好中国健康科普故事。丛书在全程管理方面始终坚持创新，在书稿撰写阶段，即采用人卫投审稿平台数字化编写方式，从源头实现"纸数融合"。在图书编写过程中，同步建设在线知识问答库。在图书出版后，实现纸媒、电子书、音频、视频同步传播，为不同人群的不同健康需求提供全媒体健康知识服务。

3. 突显全媒性、场景性、互动性。丛书采取纸电同步方式出版，读者可通过数字终端设备，如电脑、手机等进行阅读或"听书"；同时推出配套数字平台服务，读者可通过图书配套数字平台搜索健康知识，平台将通过文字、语音、直播等形式与读者互动。此外，丛书通过对内容的数字化、结构化、标引化，建立与健康场景化语词的映射关系，构建场景化知识图谱，利用人们接触的各类健康数字产品，精准地将健康知识推送至需求者的即时应用现场，努力探索克服健康科普"知易行难"这个最大的难题。

四、丛书的读者对象、内容设计和使用方法

参照《中国公民健康素养 66 条》锁定的目标人群，丛书读者对象定为接受九年义务教育及具备以上文化水平的人群，采用问答形式编写，重点选择大众日常生活中"应知道""想知道""不知道"和"怎么办"的问题。丛书重在解决"怎么办"，突出可操作性，架起大众对"预防为主"和"一般健康问题"从"为什么"到"怎么办"的桥梁，助力从"以治病为中心"向"以健康为中心"转变。

丛书是一套适合普通家庭阅读、查阅和收藏的健康科普书，覆盖日常生活中会遇到的常见健康问题。日常阅读，可以有效提升健康素养；遇到健康问题时查阅对应内容，可以达到答疑解惑、排忧解难的目的。此外，丛书还配有丰富的富媒体资源，扫码观看视频即可接收来自专家针对具体健康问题的进一步讲解。

《庄子·内篇·养生主》提醒我们："吾生也有涯，而知也无涯，以有涯随无涯，殆已！"如何有效地让无穷的医学知识转化为有限的健康素养，远远不止"授人以渔"这么简单，这需要以大型健康科普精品出版物为依托，培养一支高水平的健康科普作者队伍；需要积极推进相关领域教育、科技、人才三位一体发展，大力弘扬科学精神和科学家精神；还需要社会各界积极融健康入万策，并在此基础上努力建设健康科学文化，增强文化自信的建设力量，从而更好地为中华民族现代文明建设贡献健康力量。

衷心感谢丛书建设者们和读者们的大力支持，让我们共同努力，为健康中国建设和中华民族现代文明建设作出力所能及的贡献。

丛书工作委员会

2023 年 7 月

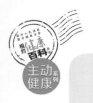

前　言

当前，我国正处于工业化和城镇化高速发展时期，伴随着产业升级的不断推进，新技术、新材料和新工艺正日益融入人们的日常生活和工作环境，职业健康也因此面临多种危害因素并存、多种健康问题交织的复杂局面：一方面，尘肺病、化学中毒、噪声聋等依然是最主要的影响劳动者健康的职业病；另一方面，工作中长期受力、重复操作、不良姿势、重体力劳动和振动等不良工效学因素和不合理的劳动组织过程，不良社会心理因素引起的肌肉、骨骼、神经等系统损伤，以及由加班、倒班导致的职业紧张等新的职业健康问题，导致了大量的疾病负担。同时，劳动力老龄化、气候变化、新的工作组织方式等也为职业健康带来新的机遇与挑战。

《职场的健康密码》作为《相约健康百科丛书》"主动健康系列"分册之一，关注保护劳动者全生命周期健康。本书内容包括健康工作场所、职场健康促进、新业态职场健康和特殊作业健康保护四部分，详细介绍了劳动者在工作场所因接触粉尘、化学毒物、噪声、高温、振动等导致的职业病的防控，关注新业态职场中可能存在的"996""熬夜""加班""零工经济""人际关系""生活压力"等问题，分析了高原、高空、深海、隧道等特殊作业环境中劳动者面临的健康安全问题，本书旨在倡导健康工作方式和健康生活方式，预防职业病、工作相关疾病和慢性病，保护劳动者健康。

邬堂春院士
说健康

由于编者水平有限，本书难免存在不妥之处，敬请广大读者批评指正！

孙 新 李 涛

2024 年 4 月

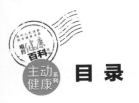

目 录

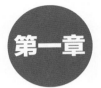

第一章　健康工作场所

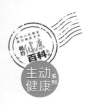

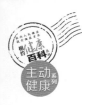

第三章　新业态职场健康

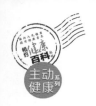

第四章 特殊作业健康保护

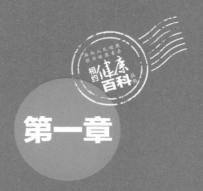

第一章

健康工作场所

粉尘

1. 从事**粉尘作业**为什么会发生**尘肺病**

尘肺病是影响我国劳动者健康的最严重的职业病。尘肺病按病因可分为硅肺、硅酸盐肺、混合性尘肺、碳尘肺、金属尘肺，病因分别是接触游离二氧化硅含量超过 10% 的硅尘，含硅酸盐粉尘，混合性粉尘，煤、石墨、碳黑、活性炭等碳粉尘，以及某些金属及其氧化物的粉尘等，分别对应《职业病分类和目录》中的硅肺，石棉肺、滑石尘肺、云母尘肺、水泥尘肺、电焊工尘肺、陶工尘肺、铸工尘肺，煤工尘肺、石墨尘肺、炭黑尘肺，以及铝尘肺。

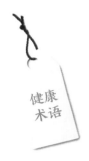

健康术语

尘肺病：在职业活动中长期吸入生产性矿物性粉尘，粉尘在肺内潴留而引起的以肺组织弥漫性纤维化为主的疾病。

生产性粉尘：指在生产活动中产生的，能够较长时间飘浮于生产环境中的固体颗粒物，是污染作业环境、损害劳动者健康的重要职业性有害因素，可引起包括尘肺病在内的多种职业性肺部疾患。

关键词

生产性粉尘　尘肺病

专家说

生产性粉尘是在生产过程中产生的能够长时间飘浮于工作场所空气中的固体颗粒物。工农业生产的各行各业均可产生生产性粉尘，如煤炭开采、掘进、炮采，矿石破碎，石材加工，玻璃喷砂，耐火材料破

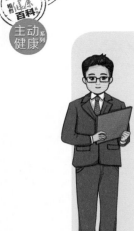

碎、筛分等。生产性粉尘是污染作业环境、损害劳动者健康的重要职业性有害因素，可引起包括尘肺病在内的多种职业性疾病。游离二氧化硅含量超过10%的矿物性粉尘的致纤维化作用更强。粉尘经呼吸道进入肺泡，早期粉尘中的游离二氧化硅会破坏巨噬细胞，使其释放酶类引起巨噬细胞肺泡炎，晚期则导致肺组织间质细胞纤维化，大量纤维组织增生形成瘢痕，破坏肺泡和肺的组织结构及毛细血管等组织，影响肺泡的气体交换功能。吸入粉尘并不一定都会导致尘肺病的发生，正常人的呼吸道具有清除粉尘的机制。能进入肺泡并被巨噬细胞吞噬带入肺泡间隔的尘粒很少，且多数小于 2μm，大部分通过肺泡表面活性物质和肺泡的张弛活动，被移送到支气管黏膜表面，再通过纤毛运动排出。粉尘只有在不能被呼吸器官的防御功能过滤，附着、阻留或沉积于肺泡，不能被完全清除时，才可能在肺内沉积。

鉴于接触生产性粉尘是引起尘肺病的病因，为了控制病因、防止尘肺病的发生，国家规定了工作场所空气中的粉尘容许浓度，同时规定用人单位应当为从事粉尘作业的劳动者提供符合国家标准的个体防护用品。此外，劳动者保持呼吸器官的良好防御功能，对于尘肺病的预防也有重要意义。

（李　涛）

2. 工作场所
粉尘源自何方

在生产过程中，粉尘可以原料、半成品、产品、辅助材料、副产品、废弃物、夹杂物等形式存在。产生和存在生产性粉尘的行业和岗位非常多，如：各种金属、非金属矿山开采的凿岩、爆破、破碎、运输；煤矿的掘进、支柱、开采和运输；金属冶炼加工过程中的矿石粉碎、筛分和运输；机械制造工业中的原材料准备、粉碎、筛分、配料及电焊；建筑行业的耐火材料、玻璃、水泥以及石料生产中的开采、破碎、研磨、筛选、拌料；石棉的开采、运输，以及石棉制品生产和使用；公路、铁路、水利、水电建设中的隧道开凿、爆破；皮毛、纺织工业的原料处理；等等。如果防尘措施不够完善，在以上行业相关生产过程中均可产生大量粉尘。

根据粉尘的性质，可将生产性粉尘分为：①无机粉尘，包括矿物性粉尘、金属性粉尘以及人工无机粉尘；②有机粉尘，包括动物性粉尘和人工合成粉尘；③混合性粉尘，一般为以上两种粉尘的混合，是生产环境中最常见的粉尘类型。

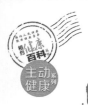

关键词

生产性粉尘　致癌性

所有类型的粉尘都有害健康，不同特征的生产性粉尘，可能引起机体不同部位和不同程度的损害，但主要以呼吸系统损害为主。生产性粉尘对人体健康的损害包括：①呼吸道黏膜、皮肤、眼角膜刺激；②非特异性炎症反应：损伤呼吸道黏膜可造成慢性支气管炎；③致纤维化作用：长期吸入粉尘，粉尘在肺内潴留可引起尘肺病，《职业病分类和目录》共列出 13 种尘肺病，其他与生产性粉尘致纤维化作用有关的职业病还有金属粉尘肺沉着病和硬金属肺病等；④致癌作用：石棉粉尘可引起肺癌和间皮瘤，一些放射性矿物粉尘可致肺癌，游离二氧化硅粉尘也与肺癌高发有关；⑤肾脏疾病：一些证据表明，接触游离二氧化硅还可能导致肾病。

（李　涛）

3. 为什么说某些**粉尘**是 "**职业性致癌物**"

某些生产性粉尘具有致癌性，与癌症的发生有密切的关系。国际癌症研究机构指出：石棉粉尘可引起人肺癌和间皮瘤，一些放射性矿物粉尘可致肺癌；游离二氧化硅粉尘与肺癌高发有关，尤其是石英或方石英形式的结晶型二氧化硅对人致癌，可引起肺癌；皮革粉尘、木尘对人致癌，可引起鼻癌、鼻窦癌及鼻咽癌。此外，无机砷、铍、镉及其相应的化合物，六价铬及镍化合物对人致癌。动物研究证明，无机砷、镉、六价铬、镍化合物和镍金属致癌。

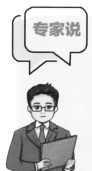

专家说

石棉，包括纤蛇纹石（又称温石棉）和角闪石石棉，后者包括铁石棉、青石棉、透闪石石棉、直闪石石棉和阳起石石棉。石棉纤维粉尘可在空气中悬浮数周至数月。有充分证据表明，石棉会引起间皮瘤、肺癌、喉癌和卵巢癌。此外，石棉还与咽癌、胃癌和结肠癌相关。在各种石棉粉尘中，青石棉、温石棉和铁石棉的致癌作用较强。石棉主要以结晶状态的纤维形式侵入机体，其锐利尖刺能刺入肺泡或胸膜、腹膜。持续的机械刺激使局部组织纤维化，胸膜、腹膜变厚，最后形成癌或间皮瘤。有流行病学和动物研究证据表明，毛沸石对人致癌，可引起间皮瘤。

硅尘，指游离二氧化硅（SiO_2）含量超过 10% 的粉尘。国际癌症研究机构专题报告明确指出，流行病学研究支持癌症与接触结晶型二氧化硅之间的联系；有足够证据表明，石英或方石英形式的结晶型二氧化硅对人致癌，可引起肺癌。动物研究表明石英粉尘具有致癌性，但鳞石英和方石英粉尘的致癌证据有限。

一些有机粉尘的致癌性也得到证明。国际癌症研究机构指出，有充分证据表明木尘、皮革粉尘对人致癌，可引起鼻癌、鼻窦癌及鼻咽癌。

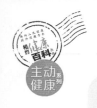

接触生产性粉尘引起的癌症有其临床特征。一是具有较明显的粉尘职业接触史，常同时患有尘肺病。二是潜伏期长，潜伏期多在 15~20 年。发病年龄一般比其他肿瘤小。其发病受接触剂量、接触时间和接尘年龄等因素的影响。三是有一定的组织学特点，如石棉、镍、铬粉尘导致的肺癌多为鳞状上皮癌，铀矿工肺癌大部分为小细胞型未分化癌。四是发病隐匿，患者往往先患有尘肺病，在治疗过程中发现患有肺癌。五是预后较差，一些患者同时患有尘肺病，治疗效果较差。

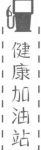

健康加油站

虽然生产性粉尘可导致癌症，但这些癌症是可以预防的。接触生产性粉尘是否发生癌症，主要取决于粉尘的性质、工作场所空气中粉尘的浓度、粉尘直径大小以及个人接触粉尘工龄的长短。加强对工作场所职业性致癌物的源头控制和过程控制，降低工作场所空气中粉尘浓度，同时做好个人职业防护，可有效预防职业性肿瘤的发生。加强职业健康管理，在职业健康检查时关注相关癌症，可早期发现病人，及时治疗。此外，劳动者树立健康的生活方式，也可大大减少肺癌的发生。

（李　涛）

4. 为什么都是**尘肺病**患者，**病情**、**疾病进程**会不一样

尘肺病的发生和发展是一个渐进的过程，从开始接触粉尘到发生尘肺病，一般要经过十多年或更长时间，其进程取决于所接触粉尘的性质、接触浓度、接触时间、累积接触剂量，以及个体特征和有无合并症等。机体呼吸器官对粉尘的清除、防御机制也是决定是否发生尘肺病的重要因素。

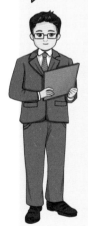

粉尘的致病性显著影响尘肺病患者的病情和疾病进程。有机粉尘通常引起支气管、肺的病变，一般并不会引起尘肺病。无机粉尘大致可分为强致纤维化粉尘和其他无机粉尘，前者如硅尘、石棉粉尘和煤尘，后者如滑石、石墨、云母、水泥、铁粉尘以及电焊烟尘等，所引起的肺纤维化程度显著不同。游离二氧化硅具有极强的细胞毒性和致纤维化作用，游离二氧化硅含量越高，致肺纤维化的作用越强，疾病进展越快，病变越严重；而非晶体或无定形的二氧化硅一般不会引起这种肺部损伤。锡、钡、铁、锑等金属粉尘沉积于肺部引起一般性异物反应，并继发轻度的肺间质非胶原型纤维增生，但肺泡结构保留，患者脱离接触粉尘的作业后，病变不进展甚至会逐渐减轻。

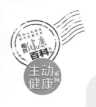

粉尘的分散度与粉尘在体内的沉积部位有关。粉尘分散度越高，越容易经呼吸道进入人体，致病性也越大。只有粒径 <5μm 的呼吸性粉尘才有可能进入肺泡，引起肺间质的广泛纤维化。

接触粉尘的浓度和接触时间也明显影响尘肺病的发病，疾病的严重程度与开始接触后发病的速度成正比。短期接触极高浓度二氧化硅粉尘可引起急性硅肺（硅蛋白沉积症），这是一种罕见、极其严重的急性渗出性肺泡炎。在高度暴露开始后一年内发病的，称为加速型（亚急性）硅肺。接触较低浓度或接触时间较短，一般引起单纯型慢性硅肺，随着更高浓度或更长时间的接触，可引起复杂的慢性硅肺，结节逐渐融合并导致进行性肺纤维化，有时结节融合可形成进行性大块状纤维化。

能否早期发现、及时诊断、合理治疗，是影响尘肺病病情的重要因素。尘肺病通常病程较长，患者即使脱离粉尘作业环境，病情仍会进展和加重。一般来说，早期尘肺病患者多无明显症状和体征，肺功能也多无明显变化。但随着病情的进展，症状逐渐出现并加重。有时还会出现各种并发症或者合并症，严重影响患者的寿命。及时发现患者，给予合理监护、治疗，可减轻患者的痛苦，延长患者的寿命。

尘肺病患者的肺弥漫性纤维化病变是不可逆的病理过程，尘肺病是一种病理改变不可逆转的疾病。但如同许多慢性病的治疗原则一样，尘肺病患者的临床治疗终点并不是使病理改变完全逆转，而是缓解症状、减轻痛苦、提高患者生活质量、延长患者寿命。

健康云课堂

尘肺病有哪些特征

（李　涛）

5. 尘肺病患者要"斗病终生"吗

尘肺病病程较长，呈慢性、进行性加重，即使脱离粉尘接触环境，病情仍会进展。尘肺病患者长期接触矿物性粉尘，呼吸系统的清除和防御机制受到严重损害，加之尘肺病患者的气体交换功能严重受损，机体的抵抗力明显降低，容易发生各种并发症/合并症。迄今为止，国内外均没有针对尘肺病肺纤维化的有效治疗药物和措施，且理论上肺组织已经形成的纤维化是不可逆转和恢复的。因此，尘肺病患者需要终生进行康复治疗，慢性病防治的基本策略同样适用于尘肺病。加强患者全面的健康管理，实施对症治疗，预防和治疗并发症/合并症，积极进行康复治疗和训练等综合治疗策略，可减轻患者痛苦，延缓病情进展，提高患者生活质量和社会参与程度，延长患者的寿命，许多尘肺病患者的寿命可以达到社会平均水平。

尘肺病是由长期吸入生产性粉尘引起的以肺组织弥漫性纤维化为主的疾病。吸入粉尘的大部分可被机体清除排出，只有少量的粉尘会进入肺间质或肺泡腔内并沉积下来。肺内蓄积的粉尘会造成肺的损伤，导致尘肺病的发生。尘肺病早期的病理改变为巨噬细胞肺泡炎。之后，在巨噬细胞肺泡炎的基础上，粉尘和含尘巨噬细胞（尘细胞）在呼吸性细小支气管及肺泡内、小叶间隔、血管及支气管周围、胸膜下及区域性淋巴组织内聚集，形成粉尘灶（即尘斑）、尘细胞肉芽肿或结节。当肺泡结构受到严重破坏，不能完全修复时，则形成以结节为主的结节性肺纤维化或弥漫性肺纤维化，或兼有两者。硅肺时常见有典型的结节性纤维化，晚期在结节和间质纤维化基础上可融合形成块状纤维性病灶。肺泡组织结构一旦被破坏，并为胶原纤维所替代，就会损害肺的气体交换功能，这个病理过程是不可逆的。尘肺病患者由于长期接触矿物性粉尘，呼吸系统的清除和防御机制受到严重损害，加之尘肺病慢性、进行性的长期病程，患者的抵抗力明显降低，常常发生各种并发症/合并症，如呼吸系统感染、气胸、肺结核、慢性阻塞性肺疾病和慢性肺源性心脏病等。并发症/合并症对尘肺病的治疗、病情进展和预后康复均产生重要影响，也是患者提前死亡的直接原因。

（李　涛）

6. 尘肺病患者如何保护 "肺健康"

严重的尘肺病会损害肺的气体交换功能，损害呼吸系统的清除和防御机制，降低抵抗力。各种并发症/合并症会进一步加重肺功能的损伤。临床实践证明，加强尘肺病患者全面的健康管理，积极开展综合治疗，可以减轻患者痛苦，延缓病情发展，提高患者生存质量，延长患者寿命。

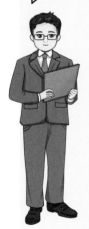

对尘肺病患者实施肺康复，可以采取呼吸锻炼、心理治疗等综合措施，同时结合宣教，帮助尘肺病患者保持良好的生活方式，以提高其生存质量，减轻临床症状，从而延长其寿命。在实施肺康复前，首先，要对患者的心肺功能、运动能力、心理状态等进行评定，为制订肺康复计划提供依据。其次，以对患者的全面评估为基础，制订个性化治疗方案，包括但不限于运动训练、教育和行为改变，旨在改善患者的身体及心理状况，提高患者的依从性。最后，通过呼吸肌训练、心理干预、健康教育、合理营养等综合干预措施，提升患者的呼吸功能，以期延缓病情进展，减轻临床症状，增强患者抗病信心，最大限度地提高患者生存质量，实现带病延年的生存目标。

由于目前尚没有针对尘肺病肺纤维化的有效治疗药物和措施，因此，患者的社区康复和居家康复就显得十分重要。社区康复是指以自助、互助为原则，采取社会化方式，在社会力量支持，患者及其亲友参与下，对患者进行指导和帮助，包括康复训练、教育康复、职业康复、社会康复等，并通过功能的恢复训练，提高尘肺病患者自我护理和自我保健的意识和能力。居家康复主要指患者的居家运动训练。尘肺病患者应积极进行运动训练，如呼吸肌训练、耐力训练、力量训练等，改变生活方式，促进健康和功能状况的改善。

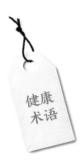

肺康复： 也称呼吸康复，是尘肺病综合治疗的措施之一，包括但不局限于运动训练、教育、自我管理等，以满足患者的个体化需求，促进康复进程。肺康复的主要内容包括患者的自我管理教育、运动锻炼、社会心理干预、个体化的管理等。

（李 涛）

化学因素

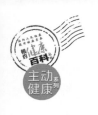

7. **生产性毒物**从何而来

关键词

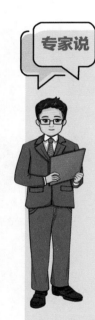

生产性毒物 职业中毒

　　生产性毒物是指生产过程中使用、产生，并能引起人体损害的化学物质。生产性毒物主要来源于生产过程中的原料、辅料、中间产物（中间体）、成品、副产品、夹杂物或废弃物，也可来自热分解产物及反应产物，如聚氯乙烯塑料加热至 160~170℃时可分解产生氯化氢，磷化铝遇湿分解生成磷化氢等。劳动者在生产过程中过量接触生产性毒物可发生职业中毒。

专家说

　　生产性毒物的种类很多，按化学成分可分为金属、类金属、非金属、有机溶剂、高分子化合物毒物等，按物理状态可分为固态、液态、气态或气溶胶毒物，按毒理作用可分为刺激性、腐蚀性、窒息性、神经性、溶血性和致畸、致癌、致突变性毒物等。

　　劳动者在生产劳动过程中接触生产性毒物的机会很多，如：原料开采与提炼，加料和出料；成品处理、包装；材料加工、搬运、存储；化学反应控制不当或加料失误而引起冒锅和冲料；设备管道腐蚀、事故导致毒物泄漏；作业人员进入反应釜出料和清釜；废物处理和回收；化学物采样和分析；设备保养和检修等。

　　此外，有些作业虽然未直接使用有毒物质，但在一定条件下也可能接触毒物，甚至引起中毒。例如，在有机物堆积且通风不良的场所（地窖、矿井下的废巷、化粪池、腌菜池等）作业可能接触硫化氢并引起急性中毒。

大部分生产性毒物通过呼吸道吸收进入人体而导致中毒。经呼吸道吸收的毒物毒作用发生较快。毒物浓度高时，进入人体的速度较快。水溶性较大的毒物如氨气，在上呼吸道即可引发刺激性症状，一般不易到达肺泡；水溶性较小的毒物如光气、氮氧化物等，对上呼吸道的刺激较小，易进入呼吸道深部而被吸收，导致急性肺水肿。

皮肤对化学物质具有屏障作用，但有不少生产性毒物可以通过皮肤吸收进入人体，如有机磷农药、苯胺、三硝基甲苯、四乙基铅等，这些物质主要为分子量小于 300，且同时具有水溶性和脂溶性的物质。

在生产过程中，毒物经消化道摄入导致的职业中毒比较少见，主要是由误服导致，因此保持良好的个人卫生习惯非常重要。

（李　戬）

8. 为什么"**香蕉水**"不能喝

"香蕉水"又名天那水、梨油，是一种无色、易燃、易挥发的液体，因有乙酸戊酯或乙酸异戊酯的香蕉味，故得名"香蕉水"。"香蕉水"微溶于水，能溶于各种有机溶剂，温度高于 58℃ 时可自燃，常用作油漆稀释剂，是由多种有机溶剂配制而成，其成分会对人体造成损害，尤其是误服后，对人体危害更大。

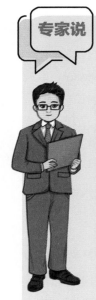

专家说

"香蕉水"可通过以下几种方式对人体产生危害。

（1）局部皮肤接触：容易渗透到皮下，溶解脂肪组织，从而产生脱脂作用，导致皮肤黏膜干燥、皲裂，容易引发皮炎。

（2）经呼吸道吸入：会引起鼻咽部不适，使人出现咳嗽、咽痛、胸闷、胸痛、呼吸困难等症状，高浓度吸入还会对中枢神经系统和各脏器功能造成严重损害。

（3）眼睛不慎接触：会刺激眼部黏膜，引发疼痛、畏光、流泪等症状。

（4）进入人体内部：容易与神经细胞结合，急性中毒时会出现头晕、头痛、全身无力等症状，严重者会出现昏迷、呼吸困难、血压下降等症状，甚至使患者因呼吸麻痹而死亡；会影响造血系统，导致患者出现贫血、白细胞减少、机体免疫力下降的症状，容易引发各种感染，严重时还会导致再生障碍性贫血、白血病等疾病。

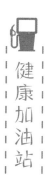

一旦误服"香蕉水"，应立即催吐，排出胃内的"香蕉水"，并立即前往医院进行洗胃等对症治疗。

对吸入中毒者，应立即将患者从有毒环境撤离至空气新鲜处，使其保持呼吸通畅并及时将其送医治疗，给予患者吸氧治疗，必要时需要为患者进行呼吸机辅助通气，以减少中毒对患者呼吸的影响。

（李　戬）

9. 为什么"**氨**"不安全

氨，常温常压下为无色、具有强烈辛辣刺激性臭味的气体，极易溶于水形成碱性的氨水，易燃，能与空气混合形成爆炸性混合气体。

氨是重要的化工原料，用途广泛，常用于合成氨生产，化肥、合成纤维、医药、塑料、染料等制造，液氨可用作制冷剂。

高浓度氨对人体是致命的，少量氨泄漏即会对皮肤、口腔和呼吸系统造成严重损害。

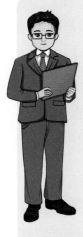

氨具有碱性腐蚀性和放热性，高浓度氨会侵蚀组织。氨会刺激和灼伤皮肤、眼睛及呼吸道。液氨接触皮肤，因迅速蒸发可导致冻伤。

吸入氨气可引起咽痛、喉痛、发音嘶哑。吸入氨浓度较高可引起喉头痉挛、声带水肿，甚至窒息。氨进入气管、支气管会引起咳嗽、咳痰、痰中带血，严重时可引发咯血及肺水肿，呼吸困难，咯白色或血性泡沫痰，双肺可听到大、中水泡音。人吸入高浓度氨可出现惊厥、抽搐、嗜睡、昏迷等意识障碍症状，甚至发生心跳和呼吸骤停。

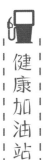

健康加油站

发生氨中毒时，现场人员应迅速脱离中毒现场，彻底冲洗污染的眼和皮肤。氨遇水形成"强氨水"，可灼伤面部皮肤，现场抢救时忌用毛巾捂面。皮肤灼伤应迅速用 3% 硼酸液或清水冲洗，特别注意腋窝、会阴等潮湿部位。眼灼伤时应及时用 3% 硼酸液彻底冲洗，每 15~30 分钟清洗一次，每天剥离结膜囊，防止睑球粘连。

（李　戬）

10. **光气**会发光吗

光气不会发光。光气是光成气的简称，学名为碳酰氯，因最初由氯仿受光照分解产生，故得此名。光气常温下为无色气体，具有霉变干草或腐烂水果气味。光气微溶于水，遇水缓慢水解成二氧化碳和氯化氢。

关键词 碳酰氯 光气中毒

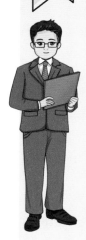

专家说

光气是一种重要的有机中间体和生产原料，广泛应用于合成橡胶、泡沫塑料、染料、制药、农药制造等。氯仿、三氯乙烯、聚氯乙烯塑料制品、四氯化碳灭火剂等燃烧均可产生光气。发生光气输送管道或容器爆炸、设备故障等意外事故时，可有大量光气泄漏，引起群体急性光气中毒。

光气的化学性质较活泼，易与碱作用生成盐而被分解。光气与氨快速反应生成氯化铵、二氧化碳和水，因此，浓氨水可用于光气消毒。

光气中毒是完全可以避免的。光气有霉变干草和腐烂水果气味，可对接触者起到预警作用，有助于人们早期发现并加以预防。

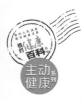

健康加油站

关键词

一氧化碳中毒 碳氧血红蛋白

光气水溶性较小，对眼及上呼吸道的刺激性较弱，被吸入后可到达呼吸道深部和肺泡，导致肺水肿，甚至导致患者窒息死亡。

从事光气作业时，作业人员应严格执行安全操作规程，并穿戴好个人防护用品。生产场所发生大量光气泄漏时，可用氨水喷雾中和进行消毒。现场救护人员应穿戴好氧气呼吸器或供氧式防毒面具，再进入现场实施救护。

（李　戬）

11. 为什么说**锅炉工**最怕"**脸红**"

锅炉工主要负责锅炉房设备运行及保养工作。锅炉是将燃料燃烧释放的化学能转换成热能的设备，其燃料主要是含碳的固体、液体、气体燃料，燃料燃烧过程中如果氧气不足或燃烧不充分，容易产生一氧化碳。一氧化碳经呼吸道进入人体，可迅速与血液中的血红蛋白结合，形成碳氧血红蛋白。碳氧血红蛋白呈现樱桃红色，颜色深浅可以反映一氧化碳中毒程度。一氧化碳无色无味，不易察觉，若锅炉工在通风不良情况下作业，出现"脸红"的症状，应警惕一氧化碳中毒，及时脱离现场，转移至空气新鲜处。

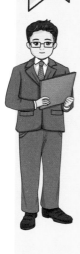

急性一氧化碳中毒以急性脑缺氧的症状和体征为主，出现头晕、头痛、心悸、恶心、步态不稳、意识障碍等症状，随着中毒的加重，血中碳氧血红蛋白含量增多，患者皮肤黏膜呈现樱桃红色，表现为面色潮红、多汗、脉搏加快；重度中毒者出现肺水肿、脑水肿、消化道出血、意识障碍加深，呈深度昏迷或植物状态，甚至出现"电击样"死亡。

血中碳氧血红蛋白的检测是急性一氧化碳中毒诊断和严重程度判断的重要依据，但该项检测必须在脱离接触8小时内进行。当发生一氧化碳中毒时，应迅速协助患者脱离现场，将患者转移至空气新鲜处，保持患者呼吸道通畅，积极给予氧疗，有条件者尽可能施行高压氧疗，促进意识障碍的恢复，预防脑水肿。

企业应加强职业卫生防护措施建设，改进生产工艺，定期检修、维修生产设备，加强工作场所通风，设置一氧化碳报警装置，定期组织劳动者参加安全生产和自救互救知识培训，配备符合要求的个人防护用品，监督劳动者规范使用个人防护用品，预防一氧化碳中毒的发生。

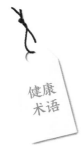

健康术语

一氧化碳中毒：指人体吸入含碳物质不完全燃烧产生的一氧化碳，与血红蛋白结合后降低其携氧能力，导致组织缺氧，引起以神经系统损害为主的症状表现。

（王　致）

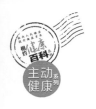

12. 为什么炼金也要当心

汞中毒

　　汞能与多种金属形成汞合金（又称汞齐），在炼金过程中用来提取和提纯金属。汞齐法炼金主要包括两个关键步骤：首先是将金属矿石与液态汞混合，应用"物理还原法"生成汞齐；紧接着利用"汞齐易分解、汞沸点低"的特性，高温加热使汞蒸发，从而达到炼金或提纯的目的。汞齐法炼金可产生汞蒸气，在通风不良的情况下，容易蓄积而引起汞中毒。目前我国已经禁止使用汞齐法炼金。

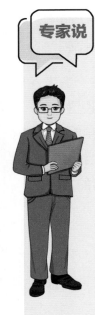

专家说

　　汞，俗称水银，为银白色液态金属，能溶解除铁以外的大多数金属，在常温状态下即可蒸发。除了在汞矿开采、冶炼过程中会产生汞外，职业接触还存在于汞的应用过程，如水银电解法制碱、将汞作为原材料生产农药及化学试剂、仪器制造和维修等。金属汞在生产环境中主要以蒸气的形式经呼吸道进入体内，被氧化为二价汞离子后，与功能性酶的巯基、羧基、羰基结合，干扰酶活性及抗氧化功能，导致细胞损伤；同时还可与体内蛋白质结合成为抗原，引发变态反应，攻击肾小球、肾小管，导致肾功能损害。

　　短期内吸入高浓度汞蒸气可致急性汞中毒，症状包括发热、咳嗽、胸闷、头痛、乏力等，与感冒症状相似。病情进展后，患者可出现呼吸困难，甚至少尿、无尿等急性肾衰竭表现。长期接触汞蒸气则可能引起慢性汞中毒，典型症状包括易兴奋、震颤、口腔 - 牙龈炎等，表现为失眠、多梦、易激动，伸手、伸舌出现细小震颤，牙龈肿胀、出血，部分患者可有肾脏损伤，出现低分子蛋白尿、肾病综合征等。

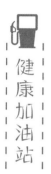

健康加油站

　　驱汞治疗是汞中毒的特效治疗方法，二巯丙磺钠和二巯丁二钠是汞中毒的特效解毒药。中毒患者应尽早进行驱汞治疗，但应注意避免"过络合综合征"，此外，当患者肾功能损害，尿量少于 400mL/d 时，不宜进行驱汞治疗，可采用血液净化疗法。

　　在我国，已经禁止使用汞齐法炼金。对于其他存在汞接触的作业，生产企业应改进生产工艺，使用无毒或低毒原料代替汞，加强生产设备维护保养，改善防护设施，加强通风排毒，降低工作场所中汞蒸气浓度；对于作业人员，要为其配备符合规范要求的个人防护用品，加强职业卫生培训。劳动者应加强个人防护，规范佩戴防毒口罩，保持良好行为习惯，严禁在车间内进食和吸烟，若出现类似感冒症状且服药后未缓解，应高度警惕汞中毒，及时就医。

（王　致）

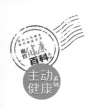

13. 为什么**重金属**与
美好生活"铬铬"不入

空气、泥土甚至饮用水中都可能含有重金属。重金属不仅造成严重的环境污染，还危害人体健康。重金属可以通过多种方式干扰人体的新陈代谢。而且，它们可能会在肝脏、心脏、肾脏和大脑等重要身体器官中积聚，干扰正常的生物功能。铬（Cr）是重金属中的一种，摄入、吸入和皮肤接触是最常见的暴露途径。过量接触铬可能会导致其在人和动物组织中更高的积累水平，进而对机体产生毒性和有害影响。

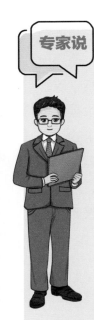

专家说

铬是人体必需的微量元素，同时也是一种毒性很大的重金属。人们主要通过食物、水和空气接触铬，饮用水是主要的暴露来源。

铬具有很多用途，最主要用于工业生产。不同用途会有不同的暴露途径。在铬的生产、加工、贮存、运输等环节可接触到铬。铬以不同价态的化合物形式存在，而它的毒性也与其价态有关。金属铬毒性最小，二价铬和三价铬的毒性次之，六价铬毒性最大。

生活中人体接触最多的为三价铬和六价铬。三价铬主要存在于食品和膳食补充剂中，毒性通常较低，在人体中的作用主要有参与胰岛素调节和葡萄糖代谢。六价铬是已知的致癌物，职业或环境暴露于六价铬会导致脱氧核糖核酸（DNA）损伤和脂质过氧化，能引起皮肤毒性、遗传毒性、神经毒性、免疫毒性以及导致哮喘和呼吸系统癌症的风险增加。有研究报道称，暴露于铬酸盐的工人可能会丧失嗅觉，嗅觉减退是阿尔茨海默病和帕金森病的前驱症状，提示暴露于六价铬与神经系统疾病有关。另有报道显示，六价铬还可以通过胎盘屏障接触胎儿，甚至在母乳中也曾检测出六价铬的存在。出生后的铬暴露对学龄儿童的神经心理发育也存在有害影响。不管是职业暴露还是非职业暴露，铬都对我们的生产及生活产生了一定影响。

职业活动中，应尽量避免直接接触铬及其化合物，必须直接接触时，应做好充分的防护措施。首先应穿戴防护服、防护靴、防护手套等，接触含铬溶液时应佩戴好防护眼镜，同时尽量减少接触；其次，防护手套及防护靴应保持干燥清洁状态。另外，在进行接触铬的操作时，不宜吸烟及进食，避免触碰口鼻，以防止铬化合物损害口腔及鼻黏膜。若有不慎直接接触铬，应做好应急措施，减少对人体的危害：当铬接触眼睛时，应立即用大量流动的清水冲洗，再用氯霉素眼药水（溅入碱性液时）或磺胺醋酰钠眼药水（溅入酸性液时）滴眼，并用抗生素眼膏，严重时立即就医；当皮肤有破损时，必须用清水彻底冲洗，及时贴上防护胶布，以防止伤口再次接触毒物。

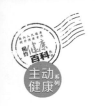

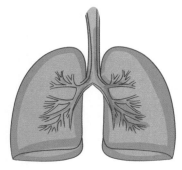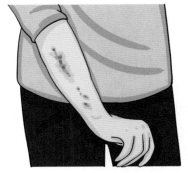

六价铬具有诱发基因突变并致癌的作用，长期接触会引发扁平上皮癌、腺癌、肺癌等疾病

（王　致）

关键词

铅中毒　多系统损害

14. 为什么不能"**铅**"就

　　铅中毒是长期或大量接触铅引起的一种健康损害，其危害涉及多个系统，包括神经系统、血液系统和生殖系统。随着工业生产的迅速发展，铅被广泛应用到各行各业，铅对环境的污染越来越重，对人体的健康危害也越来越大。职业暴露是职业性慢性铅中毒的主要因素，这种暴露常发生在铅矿开采、金属冶炼、蓄电池制造、加油站工作以及汽车驾驶等岗位。了解铅中毒的预防、症状以及治疗是保障个体健康和公共健康的重要一环。

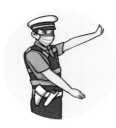

交通指挥

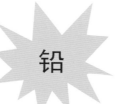

铅

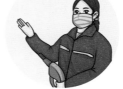

加油站工作

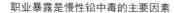

职业暴露是慢性铅中毒的主要因素

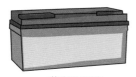

蓄电池制造

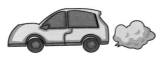

汽车驾驶

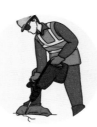

铅矿开采

专家说

铅中毒的临床表现涉及多个系统，具体症状和严重程度可能因个体差异、铅暴露水平和暴露时间而异。以下是一些常见的铅中毒临床表现。

（1）神经系统症状

1）头痛：持续或反复发作的头痛是铅中毒的常见症状。

2）失眠：铅中毒可导致睡眠障碍，包括入睡困难和易醒。

3）易激动：患者可能表现为情绪不稳定、易怒或焦虑。

（2）智力和行为问题

1）智力减退：长期暴露于铅可能对智力产生不良

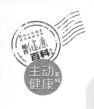

影响，特别是儿童。

2）学习障碍：铅中毒与学习和记忆能力的下降相关。

（3）血液系统症状：铅中毒可导致红细胞数量减少，引起贫血。

（4）胃肠道症状

1）食欲缺乏：铅中毒可导致胃口减退，食欲下降，严重者可出现腹绞痛。

2）呕吐和腹泻：在某些情况下，铅中毒可能伴随呕吐和腹泻。

（5）生殖系统症状

1）不育、不孕：铅中毒可能对生殖系统产生负面影响，导致男性和女性的不育、不孕问题。

2）流产：孕妇暴露于铅可能增加流产的风险。

（6）其他症状

1）肌肉痛：铅中毒可能导致肌肉痛和关节痛。

2）手部震颤：严重铅中毒时，患者可能出现手部震颤。

需要注意的是，妊娠期妇女接触铅可能对胎儿产生不良影响。疑似铅中毒的个体应及早进行血铅水平检测，并在医生的指导下进行进一步的评估和治疗。及时采取措施减少铅的暴露，同时对症治疗，可以有效缓解和防止铅中毒的症状进一步恶化。

如何预防铅中毒？

（1）切断污染源：预防铅中毒最有效的措施是切断污染源。减少铅毒性的危害，应避免铅的接触，如对汽车尾气进行处理，推广使用无铅汽油，研制不含铅的颜料和涂料；对含铅量高的废电池要按照垃圾分类原则来处理；不吃或少吃含铅食品如皮蛋、膨化食品、铁皮罐装饮料、爆米花等；对高铅行业进行技术革新，提高工艺，减少铅粉尘并降低污染物排放。

（2）做好个人防护：从事接触铅作业（电池制造、冶金、化工、油漆和涂漆等）的工作人员要采取良好的防护措施，工作时穿戴好口罩、手套和工作服等防护装备，防止铅直接接触皮肤或被吸入呼吸道。工作结束后及时洗手，并定期清理工作场所，特别是可能积聚铅的地方，以减少铅粉尘的存在。此外，定期检查血液中的铅含量，确保自己的身体状况良好。

（王　致）

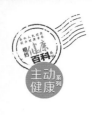

15. 为什么最"**锰**"的电焊工也"**帕**"手抖

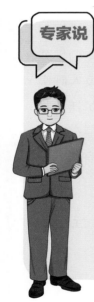

关键词

锰中毒　电焊工　帕金森病

　　帕金森病是一种病因复杂、起病隐匿、进展缓慢的神经退行性疾病，主要表现为静止性震颤、肌强直、运动迟缓及姿势平衡不稳等临床症状。锰及其化合物是帕金森病的主要环境致病因素之一。电焊工由于长期暴露于锰金属环境中，容易引发类似于帕金森病的运动障碍。

专家说

　　锰被广泛用于制造焊接材料和电焊棒。一般焊芯中的含锰量只有 0.3%~0.6%，而增加锰含量可提高焊条的机械强度、耐磨性、抗腐蚀性等性能，因此含锰焊条的含锰量可高达 23%。电焊工长期暴露在高浓度的锰粉尘中，体内的锰积累过多，可导致锥体外系神经系统受损，进而出现与帕金森病类似的症状，即锰中毒。研究表明，过量锰暴露可增加电焊工帕金森病的发病风险，且病程进展会随累积锰暴露增加而加重。

电焊工如何预防帕金森病发生？

（1）提高焊接技术，改进焊接工艺和材料：可采用自动焊接技术，减少电焊工对锰的接触。另外，因电焊产生的危害与焊芯成分有关，所以选择无锰或低锰的电焊条，是降低焊接危害的有效措施之一。

（2）改善作业场所的通风状况：通风方式分自然通风和机械通风，其中机械通风是依靠风机产生的压力来换气，除尘、排毒效果较好。如在自然通风较差的室内、封闭的容器内进行焊接，应增加机械通风措施。

（3）加强个人防护措施：电焊工必须穿防护服，戴防护眼镜、面罩、口罩、手套，若在通风条件差的封闭容器内工作，还要佩戴有送风性能的防护头盔。

（4）强化宣传教育及现场监测：要对电焊工进行必要的职业卫生知识教育，提高其自我防范意识；加强电焊作业场所锰暴露水平监测，及时采取相应防护措施。

（5）定期体检和健康监护：电焊工应定期接受职业健康检查，包括神经系统检查，及早发现锰中毒症状，及时采取措施。

（6）保持健康的生活方式：均衡饮食，适度运动，保证充足睡眠，有助于增强身体的抵抗力和维持良好的健康状况。

（王　致）

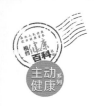

16. 为什么"香气"也能致命

苯　苯中毒

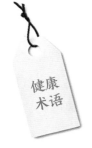

健康术语

苯所致白血病：
指因接触苯而罹患的白血病。

苯具有显著芳香气味，这种气味常被形容为独特的"甜味"，这是芳香族化合物的典型特征。然而，这种香味与日常生活中常见的花朵或其他自然香味有所不同。尽管苯的香味显著，但其具有高毒性，可导致再生障碍性贫血、白血病等严重健康问题，甚至可能致命。因此，不应通过嗅闻来识别苯，对于日常工作、生活中闻到的芳香族芬芳也应保持高度警惕，以避免健康风险。

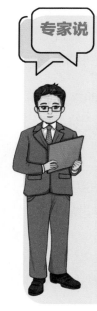

专家说

苯中毒分为急性苯中毒与慢性苯中毒。急性苯中毒主要由口服含苯有机溶剂或吸入高浓度苯蒸气引起，表现为中枢神经系统麻醉，发病过程与苯浓度相关，抢救及时可恢复。慢性苯中毒则因苯及其代谢产物抑制细胞核分裂，导致细胞突变，影响骨髓造血功能，表现为白细胞减少，最终可能发展为再生障碍性贫血或白血病。

急性苯中毒的诊断依据是短期内大量吸入高浓度苯或口服含苯有机溶剂的病史，以及意识障碍等临床表现，须排除其他疾病引起的中枢神经系统损害。慢性苯中毒的诊断则基于长期接触苯的职业史，造血系统异常的临床表现，同时须参考作业环境调查及空气中苯浓度测定资料，排除其他原因引起的血象异常。

苯是化工生产的基本原料，在使用中偶尔有逃逸现象发生。因其具有特殊的芳香气味，使接触者易忽视而发生慢性或急性中毒。苯中毒常发生在煤焦油分馏，石油裂解，合成橡胶，合成纤维和制造染料、香料、农药等企业。故上述含苯生产中，应切实预防苯的跑、冒、滴、漏事故，进行油漆调配、刷漆、涂抹胶水等工作时应注意环境通风和呼吸道保护。如发生急性苯中毒，应立即离开现场，呼吸新鲜空气，脱去受污染的衣物，用肥皂水或清水清洗受污染的皮肤，并注射葡萄糖和维生素 C，加速体内苯分解。出现危急症状者，应先对症抢救。对检查出的慢性苯中毒者，应调离现职，避免再接触苯，并按恢复造血功能和调节神经功能的常规方法治疗。

（王　致）

17. 为什么在喷涂现场一定要穿戴防护装备

喷涂是指应用喷枪或碟式雾化器，借助压力或离心力，将油漆分散成均匀、微细的雾滴，施涂于被涂物表面的涂装方法。喷涂过程中

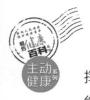

挥发出来的苯、甲苯、乙酸甲酯等有毒有害气体，既污染环境，又可能损害工人的身体健康。如果工人现场喷涂时未穿戴防护装备，如防毒口罩、防护服、防护手套等，可能中毒。

　　喷涂作业生产效率高，适用于手工作业及工业自动化生产，应用范围广，主要有五金、塑胶、家私、军工、船舶、集装箱等领域，是现今应用最普遍的一种涂装方式。由于喷涂现场可能存在苯、甲苯、乙酸甲酯等有毒有害、易燃易爆气体，还有可能存在喷枪高压射流和渗漏、高空作业等危险，劳动者作业时，如果防范措施不到位，就有可能发生中毒、火灾、爆炸、坠落等事故。

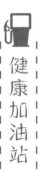

　　喷涂涉及的行业较多，应用较广，为了避免在喷涂现场发生事故，可以做好以下几个方面。

　　（1）作业前，充分学习安全作业知识，做好安全培训，让安全行为成为无意识动作。

　　（2）进入任何喷涂现场前，做好安全防护措施，如穿戴防护服、防护面罩、防护手套、安全帽、安全带等防护装备。

　　（3）喷涂作业人员必须经过专业技术培训，未经培训不准工作。

（4）喷漆作业会产生大量的有害气体和颗粒，因此必须要保持作业现场通风良好。进行喷漆作业时，应该打开所有的窗户和门，让新鲜的空气进入工作区域，带走有害气体和颗粒；同时，也可以使用专业的通风设备，如吸尘器、排风扇等，将有害气体和颗粒排出到室外。

（5）必须定期检查防护装备的状况：防护面罩、防护服、防护手套等装备应该保持清洁，如有损坏或过期应及时更换，以确保其有效性。发现任何问题或异常，应该立即停止喷漆作业，进行维修或更换防护装备。

（王　致）

关键词

窦井　沼气

18. 为什么在**窦井、池塘**抢救晕倒的同事要小心

在密闭窦井、淤泥池塘等环境中经常会产生沼气，工人在工作中须谨防中毒。沼气的主要成分是甲烷，当人吸入沼气过多时，由于空气中氧气的比例或含量明显降低，导致机体缺氧、窒息，造成低氧血症，同时，沼气还能抑制呼吸，引起一系列中枢神经系统症状。

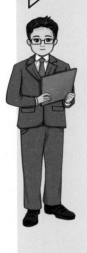

专家说

　　环境空气中沼气浓度高，氧气含量下降，会使置身其中的人发生窒息，严重者会死亡。空气中的甲烷含量达到 25%~30% 时就会使人出现头痛、头晕、恶心、注意力不集中、动作不协调、乏力、四肢发软等症状；若空气中甲烷含量达到 45%~50%，就会因严重缺氧而出现呼吸困难、心动过速、昏迷以致窒息而死亡。

　　在很多例沼气中毒的群体事故中，盲目施救的同事或朋友也会相继中毒身亡。正确施救才能保证安全。保证良好的通风条件是避免沼气中毒最有效的办法。首先自然通风，让易挥发的气体散逸，注意避免出现明火，防止沼气爆炸，然后机械通风，通风管应该放到底层以保证作业面的空气持续新鲜。

　　进入可能有沼气的空间前，应检测有害气体。作业人员应佩戴个人防护用品，井下作业时应系好防护带，并确保能被监护人员用防护带拽出井室。作业人员工作时，应在场外安排监护人员，并备好防毒面具，监护人员不得擅离岗位。

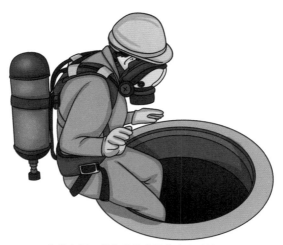

作业人员下井作业前应佩戴个人防护用品

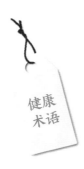
健康
术语

沼气： 沼气由甲烷（CH₄）、二氧化碳（CO₂）、氮气（N₂）、氢气（H₂）、氧气（O₂）与硫化氢（H₂S）等气体组成，广泛存在于淤泥池塘和密闭的窖井、煤矿（井）和煤库，主要成分是甲烷。

窒息性气体： 指被机体吸入后使氧气的供给、摄取、运输和利用发生障碍，而导致机体缺氧、窒息的一类有害气体。一般将窒息性气体分为如下两大类：①单纯窒息性气体：本身无毒或者毒性很低，但使空气中氧的比例或含量明显降低，从而导致机体缺氧、窒息，主要包括氮气、氢气、甲烷、乙烯、二氧化碳以及氩气等惰性气体；②化学窒息性气体：是指进入机体后可对血液或组织产生特殊的化学作用，使血液对氧气的运输、释放或组织利用氧气的能力发生障碍的一类气体，主要包括一氧化碳、硫化氢、氰化氢等。

（王　致）

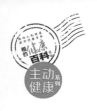

19. 为什么**臭鸡蛋味**闻不得

硫化氢是一种无色、剧毒、臭鸡蛋样气味的气体，具有刺激性和窒息性，吸入少量高浓度硫化氢，短时间内可毙命。因此，在可能接触硫化氢的工作岗位上闻到臭鸡蛋味的时候，必须马上警觉。

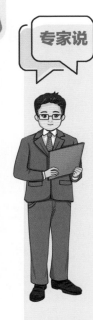

专家说

硫化氢是一种常见的有害气体，广泛存在于现代工业生产中。硫化氢可以在含硫煤层的开采、煤的热解焦化过程中产生，也会在油气的开采和提炼，染料、橡胶的生产，制革和制糖等工业生产过程中释放。此外，在沼泽地、沟渠、下水道和隧道的作业中，以及垃圾清理和粪便处理过程中，也会产生硫化氢气体。

硫化氢中毒会引起脑部和呼吸系统损伤，可能伴随心脏等器官功能障碍。硫化氢刺激黏膜会引发眼睛和喉咙刺激、头痛、咳嗽等症状，吸入大量硫化氢可导致肺水肿。接触不同浓度的硫化氢，临床症状表现不同：轻度中毒，通常在脱离接触后，症状会在短期内恢复；中度中毒，会出现头痛、头晕、心悸、呼吸困难等症状；重度中毒可以导致谵妄、昏迷、呼吸困难等症状，极高浓度吸入可能导致猝死。

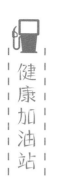

如何有效防范硫化氢中毒事故发生?

（1）加强安全意识：无论是在工业环境还是自然环境中，都应保持警惕并加强对硫化氢风险的认识。了解并严格遵守工作场所的安全措施，避免暴露于高浓度硫化氢环境。

（2）使用个人防护装备：在需要接触硫化氢环境时，务必佩戴适当的个人防护装备，如防毒面具、安全眼镜、防护服等，降低暴露风险。

（3）定期检查和维护设备：对于涉及硫化氢的工业设备，定期检查并维护是至关重要的，及时修复可能存在的泄漏或故障，以降低中毒风险。

（4）保持良好通风：无论是工作场所还是居住环境，良好的通风对于降低空气中硫化氢浓度非常重要。及时打开门窗，确保空气流通，以降低气体浓度。

（5）定期健康监测：定期进行健康检查，监测职业接触对身体的影响，及时发现问题并采取措施。

（王　致）

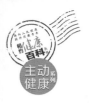
20. 为什么箱包制鞋业工人要警惕手足发麻

关键词

正己烷 周围神经病

正己烷作为黏胶剂的主要成分，常用于箱包、制鞋生产等皮革行业中。箱包制鞋业工人如出现食欲减退、乏力、头晕，后出现手足发麻，继而行走困难等症状，就要特别警惕职业性正己烷中毒的发生。

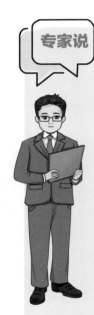

专家说

一般来说接触正己烷 3~6 个月可能会出现周围神经损害的表现。周围神经病起病隐匿且进展缓慢，患者早期可有食欲下降、乏力等症状，体征主要表现为四肢远端麻木，有程度及范围不等的痛觉、触觉和振动觉减退，多在肘和膝关节以下，呈手套袜子形分布，伴有腱反射减退或消失。随着病情进展，出现双下肢发沉、肌力减退、不能走远等症状，严重者无法站立，翻身困难，四肢肌肉萎缩，足下垂，跟腱反射消失。神经肌电图检查显示神经源性损害。慢性正己烷中毒患者在脱离原工作后 3~4 个月内，病情仍可继续发展。

企业防范正己烷中毒危害，一是尽量使用无毒或低毒物质替代正己烷，改进生产工艺，定期开展职业病危害因素检测；二是加强车间通风排毒，设置局部抽风设施；三是为劳动者发放符合国家标准的个体防护用品，指导劳动者正确使用和佩戴；四是做好劳动者职业健康检查工作，如果发现劳动者有早期中毒症状，及时调离和诊治。

　　作为箱包制鞋业从业人员，第一要提高职业病危害防范意识，严格按照操作规程正确使用正己烷等有机溶剂；第二要正确使用和佩戴个体防护用品，例如穿工作服、佩戴防有机溶剂手套和防毒口罩；第三是按要求配合企业做好职业健康检查，若出现手足发麻等早期中毒症状，立即脱离岗位及时就诊，做好自身健康的第一守护人。

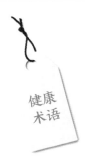

健康术语

　　正己烷：正己烷是一种具有高挥发性、高脂溶性的有机溶剂，是有微弱异臭的无色液体，在工业上用途广泛。正己烷可通过呼吸道、皮肤等途径进入人体，长期接触低浓度正己烷可引起以多发性周围神经病变为主的慢性损害，引发慢性正己烷中毒。

（王　致）

21. 为什么使用**洗板水**时要做好**防护措施**

　　三氯乙烯是电路板清洗剂（俗称"洗板水"）的主要成分，是一种具有氯仿气味的无色有机溶剂，因其具有良好的相溶特性，常作为苯和汽油的替代物被广泛应用于金属脱脂、印刷、衣物干洗等清洁行业。三氯乙烯极易以蒸气形式逸散在工作环境中，通过呼吸道和皮肤进入人体。三氯乙烯引起的职业损伤以职业性急性中毒和三氯乙烯药疹样皮炎为主，低浓度的三氯乙烯会刺激眼睛和皮肤，高浓度的三氯乙烯会导致头晕、头痛、恶心、神志不清、肝损伤，甚至死亡。

三氯乙烯中毒该怎么办？

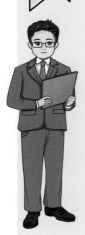

随着三氯乙烯在工业上的广泛应用，每年可见三氯乙烯职业病病例。目前三氯乙烯中毒无特效药治疗，治疗的有效措施是"尽早、足量、合理使用糖皮质激素"和早期急救。吸入性三氯乙烯中毒者应尽快脱离现场，转移到通风良好、安全的环境进行急救；皮肤接触三氯乙烯者要脱去污染衣物并使用清水或肥皂水对污染皮肤进行清洗，眼睛沾染三氯乙烯后须用流动水冲洗至少 10 分钟；对出现呼吸暂停的中毒者应及时进行心肺复苏。

如何避免三氯乙烯中毒？

职业性三氯乙烯中毒不同于其他职业性中毒，入职前体检无法有效发现易感个体。因此，在工人上岗前 3 个月内应派专人每日观察上岗工人的健康状况，对出现发热、皮肤红色丘疹的工人，应立即更换岗位并送院诊治；禁止曾出现三氯乙烯药疹样皮炎的人群再次暴露于三氯乙烯作业环境，减少三氯乙烯暴露工人的岗位轮换。

劳动者个人要加强防护：工作时穿工作服，佩戴符合要求的活性炭口罩或防毒面罩、护目镜、手套等防护用具，定期更换防护用品。皮肤、眼睛沾染三氯乙烯应使用大量清水清洗，工作服受到污染时要及时脱除并妥善处理；一定不能徒手接触三氯乙烯，不能用其来洗手和直接清洗衣物。此外，日常生活中要注意加强营养和体育锻炼。

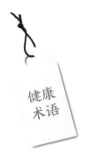

健康术语

　　三氯乙烯药疹样皮炎：指一些新入职工人由于个体敏感性，在职业活动中接触三氯乙烯后出现以急性皮肤炎症性反应为主要表现的全身性变异性疾病，临床上以药疹样皮炎、发热、肝脏损伤和淋巴结肿大为主要表现。药疹样皮炎表现为剥脱性皮炎、大疱性表皮坏死松解症和多形红斑，也有表现为重症多形红斑的。

（王　致）

物理因素

22. 为什么有的人戴了 **听力防护**用品也会聋

关键词

长期暴露于一定强度的噪声可能造成听力损失等健康危害，噪声强度越大，接触噪声时间越长，危害越大。佩戴个人防护用品是保护听觉器官的有效措施，然而，佩戴防护用品不意味着一劳永逸，即使戴了防护用品，也可能因为噪声强度过大、暴露时间过长、防护用品使用不当及职业禁忌证等原因罹患噪声聋。

专家说

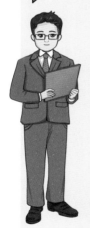

个人听力防护用品的评价应根据防护用品的单值降噪值（single number rating，SNR）结合噪声作业岗位的实际噪声超标值（超过标准限值 85dB 的值）加以确定。不能将护听器的单值降噪值等同于有效声衰减值，有效声衰减值应根据 SNR×0.6 计算，护听器的有效声衰减值大于噪声超标值时方认为符合卫生学要求。

由于防护用品对噪声的衰减作用是有限的，当噪声强度过大、暴露时间过长时，即使佩戴防护用品，护听器的有效声衰减值仍不足以抵消噪声超标值，劳动者仍可能受到噪声的危害而患上噪声聋。

另外，护听器正确佩戴和全程佩戴也是提供有效防护的关键。不正确佩戴，护听器的有效声衰减将大

职业性噪声聋 护听器

打折扣。护听器佩戴时间对防护效果影响大，接触8小时噪声的工人，如果半小时没有佩戴，防护效果就会减少一半。

此外，在同样条件下，对噪声敏感的个体或有某些疾病的人，特别是患有耳病者，对噪声比较敏感，可加重噪声的危害程度。

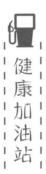

劳动者应该如何预防噪声聋？

选择合适的护听器，掌握正确佩戴方法，进入噪声作业场所前将护听器佩戴完好，并坚持全程佩戴。做好职业健康监护，做好岗前、在岗期间和离岗时的听力检测。合理安排作息制度，尽量减少噪声暴露时间。

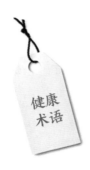

生产性噪声： 从卫生学意义上讲，凡使人厌烦、不需要或有损健康的声音都称为噪声。在生产过程中产生的，频率和强度没有规律，听起来使人感到厌烦的声音，称为生产性噪声。

听阈位移： 噪声引起听觉器官损伤，一般都经历由生理变化到病理改变的过程，即先出现暂时性听阈位移，逐渐发展为永久性听阈位移。暂时性听阈位移指人或动物接触噪声后出现听阈的水平变化，脱离噪声环境一段时间后即可恢复。永久性听阈位移指由噪声或其他因素引起的不能恢复到正常听阈水平的听阈升高，是诊断职业性噪声聋的重要依据之一。

（陈青松）

23. 为什么有的打磨工人
冬天**手指**会**变白**

　　手部长期接触和握持振动工具，会引发白指。振动性白指又称职业性雷诺现象，是诊断职业性手臂振动病的重要依据。白指在振动作业工龄长者中明显多见，发作次数随病情加重逐渐增加。发病有一过性，一般出现在受冷后，患处发麻、胀痛，由远端向近端逐渐变苍白，界限分明，可持续数分钟至数十分钟，再逐渐恢复至常色。

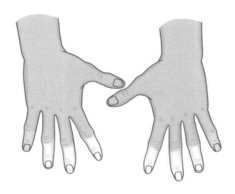

　　工作中接触振动的人群常见于凿岩工、固定砂轮和手持砂轮打磨工、铆钉工、风铲工、油锯工、电锯工、锻工、铣工、抻拔工等工种。振动性白指高发行业包括采矿业、森林伐木、运动器材制造、五金加工、金属厨具（餐具）制造、汽车金属制品或用品制造、金属家具制造以及金属船舶修造等。

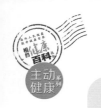

振动性白指常见的部位是示指、中指和无名指的远端指节，严重者可累及近端指节，以至全手指变白。白指可在双手对称出现，也可在受振动较大的一侧手发生。手部受冷，尤其是全身受冷时容易诱发白指。

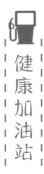

健康加油站

发现振动性白指怎么办？

振动性白指是职业性手臂振动病的典型表现。一般认为，职业性手臂振动病的预后取决于病情，经脱离振动作业，注意保暖，适当治疗，部分轻症可以缓解。发现振动性白指以后，要及时脱离接振岗位，尽快进行诊断和治疗。

据报道，林业链锯工首次出现振动性白指即脱离振动者，10 年后振动性白指的检出率约为 57.7%，而继续接振者高达 94.1%，振动性白指检出率随继续接振时间的延长而明显增高。忽视劳动者健康管理，延误治疗是影响手臂振动病预后的主要因素。

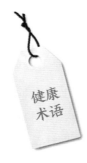

健康术语

手传振动： 也称手臂振动或局部振动，是指生产中使用振动工具或接触受振动工件时，直接作用或传递到人手臂的机械振动或冲击。

职业性手臂振动病： 是长期从事手传振动作业而引起的以手部末梢循环和 / 或手臂神经功能障碍为主的疾病，并可引起手、臂骨关节-肌肉损伤，典型表现为振动性白指。

（陈青松）

24. 为什么夏季露天作业要**预防中暑**

中暑是指在高温作业环境下，由热平衡和/或水盐代谢紊乱引起的以中枢神经系统和/或心血管系统障碍为主要表现的急性疾病。农业、建筑业、制造业等行业，劳动者在高温、高湿环境中工作，容易发生中暑。其中热射病的死亡率较高，可达 20%~70%，特别是 50 岁以上的人群，死亡率高达 80%。

专家说

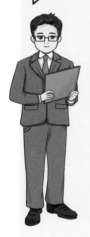

由于夏季气温高，湿度大，人体容易出汗，而且长时间暴露在高温、高湿环境下，容易造成身体水盐代谢紊乱，引起头晕、恶心、呕吐、腹痛、腹泻等症状，严重时甚至会导致昏迷、休克等中暑情况。此外，过度疲劳、睡眠不足、体弱、肥胖等因素也会增加中暑的风险。因此，预防中暑非常重要，尤其是在高温环境下的工作人员。预防中暑的关键是避免在高温、高湿的环境中长时间停留，保持良好的水分平衡，并注意适当休息和补充营养。

什么样的温度算高温，要怎样避免中暑？

高温天气是指气温超过 35℃，相对湿度较大，持续时间较长，使人感到闷热、不舒服的天气现象。夏季高温天气下的作业是典型的高温作业。高温作业时，

电弧焊　光辐射

预防中暑的方法包括保持水分、避免在太阳下暴晒、穿宽松棉质浅色衣物、饮食清淡、携带防暑药品等。此外，还应该了解自己的身体状况，避免在高温环境中进行剧烈的体力活动，并注意及时休息和补充水分。在夏季高温天气作业时，应该采取防暑降温措施，加强个体防护，合理安排作息时间，尽量避免长时间的户外作业，保证充足的睡眠和休息。同时，还应该注意卫生防疫工作，保持室内空气流通，加强个人卫生和食品安全管理，以预防中暑和其他夏季常见疾病的发生。如果出现中暑症状，应立即采取适当的措施并寻求医疗帮助。

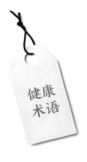

健康术语

热射病：是高温相关急症中最严重的情况，属于重症中暑。它通常发生在人体暴露在高温、高湿环境中时，由于身体调节功能失衡，导致产热大于散热，核心温度迅速升高，超过40℃。这一病症伴有皮肤灼热、意识障碍（如谵妄、惊厥、昏迷）及多器官功能障碍，是一种严重且可能致命的疾病。

（陈青松）

25. 为什么**电焊**会**损伤眼睛**

电弧焊是工业生产中应用最广泛的焊接方法，其工作原理是利用电弧放电所产生的热量将焊条与工件互相熔化并在冷凝后形成焊缝，从而获得牢固的接头。电弧焊主要应用于手工操作的焊接工作，通过平焊、立焊、仰焊等多种不同的工作方式进行。由于其具有设备轻便、搬运灵活，适用材料广、结构形状不受限制等优点，因此在焊接过程中得到了广泛的应用。在进行焊接的过程中会产生光辐射，这些辐射可以被人眼感知，并且对人眼的生理视觉效应产生不良影响。

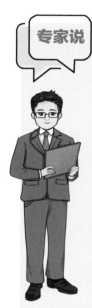

专家说

手工电弧焊在电焊行业使用率很高，作业过程中会产生对眼睛有刺激作用的弧光，包括紫外辐射、可见光和近红外辐射等，这种强光会导致角膜上皮凝固坏死，从而引起眼睛损伤，如出现眼红、异物感、畏光、流泪等角膜结膜炎症状，同时部分波长的光辐射可到达晶状体和眼底，导致白内障和眼底损伤等眼部疾病。因此，为了保护眼睛健康，在进行电焊工作时应该采取相应的防护措施保护视力。另外，电焊时会产生一些化学物质，如锰铬氧化物、一氧化碳和臭氧等，这些物质被人体吸入后会对健康产生影响。

如何避免电弧焊作业的光辐射？

（1）围蔽焊接作业区：在焊接作业区内，应该设置有效的围蔽装置，以避免焊接时产生的光辐射外泄。

（2）使用个人防护用品：焊接操作者和辅助工人必须使用个人防护用品，包括但不限于防护面罩、防护目镜、手套、长袖衣服等，以保护全身和眼睛不受电弧光辐射的危害。

（3）定期检查和维护设备：定期检查和维护焊接设备，确保其正常运行，以避免由于设备故障而产生过量的电弧光辐射。

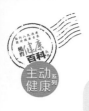

（4）保持安全距离：在焊接操作时，应与焊接点保持足够的安全距离，以减少电弧光辐射的危害。

（5）定期进行环境监测和健康检查：对工作场所电弧光辐射进行检测，对防护效果进行评估，同时做好上岗时、在岗期间和离岗时职业健康检查，保障工人眼健康。

（6）加强培训和教育：加强焊接工人的培训和教育，提高其对电弧光辐射危害的认识和防护意识。

（陈青松）

26. 家附近的**变电站**会影响人的健康吗

变电站和高压线是电力系统中不可或缺的一部分，它们的安全建设和运行对保障国家电力供应和经济发展具有重要意义。变电站和高压线产生的电磁场是工频电磁场。工频电磁场是极低频电磁场的一种，是电荷量和电流量随时间作 50Hz 或 60Hz 周期变化产生的电场和磁场，主要存在于发电企业、供电企业、有点焊工艺的汽车及零配件制造企业、电力运输行业、电力炼钢企业和设置变配电设施的企业等。

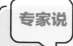

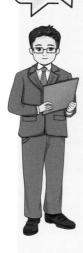

　　工频电磁场对健康的影响包括急性健康效应和慢性健康影响，工作环境中高强度的工频电磁场可诱导人体产生感应电流，从影响感知到使人出现疼痛。但日常工作和生活空间中变电站和高压线产生的电磁场还不足以诱导人体产生电流，引起急性健康损害。长期接触电磁场对人体的慢性健康影响一直是探讨的热点问题，但到目前为止，还没有明确的证据证明长期接触电磁场会导致白血病等慢性健康损害。

　　工频电场和工频磁场的大小一方面与电压和电流水平相关。一般来讲，电压越高，电场强度越大，等距离的情况下，500kV 高压线产生的电场强度比 220kV 高压线大；电流越大，磁场强度越大，高压线电压很高但电流小，所以磁场强度不大，而电阻焊等工艺电压不高电流大，磁场强度很大。另一方面，工频电磁场大小与距离相关性很强。人往往处于工频电磁场近区场，随着距离的改变很快衰减，所以在日常工作生活中，与变电站和高压线保持一定的距离，电磁场强度就会很小，可避免对健康的影响。

　　尽管我们的工作和生活离不开电力的应用，但只要不直接接触电磁场源，大多数空间所产生的工频电磁场是很小的，对健康没有明确的不良影响。如在某些存在高电压和强电流的地方进行作业，需要做好屏蔽防护、距离防护和时间防护，保障个人的健康安全。

（陈青松）

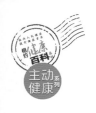

27. **手机辐射**对身体有害吗

对于辐射的概念，我们并不陌生，生活中人们几乎谈之色变。在我们赖以生存的环境中，从手机、电脑再到冰箱、微波炉、打印机，辐射几乎无处不在，它是我们生活环境组成的一部分。

电磁辐射是同向振荡且互相垂直的电场与磁场在空间中以波的形式传递动量和能量的现象，其传播方向垂直于电场与磁场构成的平面。按照辐射能量的大小或其电离物质的能力，电磁辐射分为电离辐射和非电离辐射两大类。

微波属于非电离辐射，是频率为 300MHz~300GHz，相应波长为 1m~1mm 的电磁波。手机产生的电磁辐射属于微波。

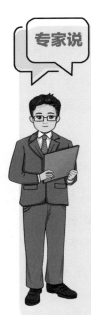

专家说

微波主要用于雷达导航、探测、通信和科学研究等，其使用频率一般为 1~300GHz；食品加工、材料干燥、杀虫、烹饪以及理疗等，使用频率多为 2 450MHz 和 915MHz 等固定频率。

微波对健康的影响主要表现为热效应，是生物体组织接受一定强度的辐射，达到一定的时间，使照射局部或全身的体温升高所致的健康效应，如白内障等。微波对人体健康的非致热效应还不明确，非致热效应是低剂量下不足以引起人体产热而产生的健康影响，如脑瘤、类神经症状等。

生活中手机产生的电磁辐射都很小，不会造成直接的健康损害。手机的健康损害更主要的是长时间过度使用手机产生的一些不良影响，如长时间盯着手机屏幕可能会导致眼睛疲劳、干眼症、近视等；长时间低头看手机可能会导致颈椎病、头痛、失眠等问题；过度频繁使用手机可能会导致神经衰弱、注意力不集中等问题。因此，为了减少手机对健康的影响，建议尽量控制使用手机的时间，注意保持眼睛和身体的休息，避免长时间盯着手机屏幕，适当进行户外活动，保持良好的生活习惯和健康的生活方式。

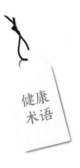

健康
术语

非电离辐射： 量子能量 <12eV 的电磁辐射不足以引起生物体电离，称为非电离辐射。非电离辐射包括光辐射、低频电磁场（含工频电磁场）、射频辐射及微波等。

干眼症： 指由多种因素导致的、以眼睛干涩为主要症状的泪液分泌障碍性眼病，常伴有双眼痒感、异物感、烧灼感，或畏光、视物模糊、视力波动等表现。

（陈青松）

四

放射性因素

28. 为什么看不见摸不着的 射线会影响健康

射线是指具有高能量和高速度的电磁波或粒子束，广泛存在于人类生产和生活中。射线在给人类生活带来便捷的同时，在一定的条件下也有可能影响人体的健康。射线对人体健康的影响取决于射线的种类、性质、辐射时间、辐射剂量、个体防护、个体差异等因素，导致的健康结局也不尽相同。

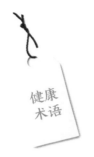

健康术语

职业性放射性疾病： 放射工作人员在职业活动中接受超剂量限值电离辐射照射而引起的疾病。

关键词

辐射 剂量 效应

专家说

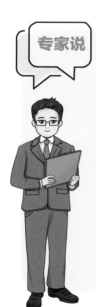

射线照射生物体时，会对机体细胞、体液（包括血液）等产生影响，引起机体细胞中的原子或者分子产生电离作用，直接破坏机体中某些大分子的结构，比如使蛋白质的分子发生断裂、DNA 或 RNA 发生损伤、机体内一些重要的酶发生破坏等；也可以通过电离机体内的水分子，产生可以间接损伤机体的自由基，最终导致器官的功能受到影响，引起放射性损伤的症状；射线还可以通过损伤生殖细胞，影响后代，产生遗传效应。

　　为了减少射线对健康造成的不良影响，在工作中会接触到射线的劳动者要注意做好以下几个方面：①做好时间防护，尽量缩短接触射线的时间，以减少辐射损伤；②做好距离防护，尽可能远离放射源，减少辐射源对机体的影响；③做好屏蔽，采用吸收性的材料如铅板、铅墙等来构筑屏蔽物，将辐射隔离在屏蔽物后部，避免直接接受辐射；④在进行放射作业时做好个人防护，如戴好防护手套、防护眼镜，穿好防护服等；⑤对辐射源进行定期的辐射监测，以确保辐射水平在安全的范围内，对超出安全范围的辐射源及时采取相应的措施进行处理。

　　需要进行放射作业的用人单位还应该做好急性放射性事故的应急预案并进行演练，确保在出现放射性危害的情况下能够将放射工作人员以及其他受危害事故影响的人群健康损失降到最低。

（叶　研）

29. 放射科医师如何避免"吃线儿"

　　X 射线是一种波长较短的高能电磁波，由原子内层轨道中的电子跃迁或者高能电子减速所产生，波长为 0.01~10nm。由于 X 射线具有穿透、差别吸收、感光等特点，被广泛应用于医学检查和医学诊断工作中。大剂量 X 射线照射机体时，会引起机体的多种物理和化学反应，产生多种生物效应，使细胞受到抑制、破坏甚至坏死，使机体发生不同程度的生理、病理改变。

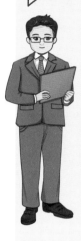

X 射线的主要健康影响表现在四个方面。

（1）影响血液系统：大剂量的 X 射线对人体的白细胞有一定的杀伤作用，可以使血液中的白细胞数量减少，使人体免疫力下降。

（2）影响生殖系统：人体的生殖细胞对 X 射线较敏感，无论是精子还是卵子，在接受大剂量 X 射线照射后，都可能会受到影响，导致活力下降、数量减少或发生染色体畸变等。

（3）影响胚胎发育：如果孕期接受大剂量 X 射线，可能会导致胎儿染色体异常，出现流产、死胎等结局，胎儿出生后还可能会有先天残疾、智力障碍等。

（4）接触大剂量 X 射线，可能会导致细胞发生癌变：在正常的诊疗过程中，一般的 X 射线剂量都在正常范围内，但是要警惕短期内多次接受 X 射线照射或者在诊疗过程中发生放射性事故。

放射科工作人员应严格按照操作规程开展工作，为了避免射线对健康造成的不良影响，要注意做好以下几个方面工作：严格落实上岗前、在岗期间、离岗时的职业健康检查，及时妥善安置不适宜从事放射工

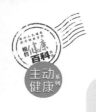

矿山井下作业　氡　放射性危害

作的人员；做好个人剂量监测，按要求佩戴个人剂量笔，定期进行更换；按照 X 线机、CT 等仪器设备操作规程开展放射检查工作，不违规开展检查和治疗；实施放射检查工作时，要穿戴铅围裙、铅橡胶帽、铅橡胶手套等个人防护用品；尽量避免长时间暴露于 X 射线的照射野内，日常要加强放射基本知识和防护技能的学习培训；遵守医院的各项规章制度并做好应急预案，发生放射事故时要及时报告和做好处置工作。

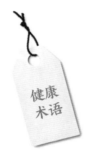

健康术语

职业照射：指除了国家有关法规、标准所排除的照射以及根据国家有关法规和标准予以豁免的实践或辐射源产生的照射以外，工作人员在其工作过程中所受的所有照射。

（叶　研）

30. 为什么**矿山井下作业**要小心

　　矿山井下作业可能会接触到多种职业病危害因素，其中有一种危害因素容易被忽视，就是放射性危害——氡及其子体。氡及其子体多呈气溶胶的状态，容易和矿山井下产生的生产性粉尘吸附结合，从呼吸系统进入人体。氡溶于水、有机溶剂和其他的液体，对脂肪有较高的亲和力。

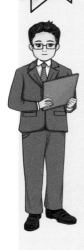

氡是从铀镭的放射性衰变产生的，所以在铀矿或者伴有铀镭共生的矿山中，普遍存在氡及其子体的危害。氡是放射性的气体，可以经过呼吸系统进入人体，沉积在肺部。氡的衰变主要会产生放射性的钋、铅、铋，这些产物也被称为氡的子体，在衰变过程中会产生 α 粒子，具有很强的电离作用，可以破坏细胞的DNA，使肺部的细胞受损，从而诱发肺癌；氡由于亲脂性强，也可以对神经系统造成损伤；氡及其子体和吸烟对肺癌的发生有联合作用。

氡造成的损伤，隐匿期较长，一般要 10~30 年才能够出现明显的危害。所以在职业环境，特别是矿山井下的工作中，这种损伤容易被用人单位或劳动者忽视。因此，加强放射性防护工作是非常必要的。

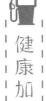

氡是一种无色无味的气体，常存在于矿山井下的作业环境中。要降低或消除氡对矿山井下劳动者的健康损害，要注意做到以下几点：一是用人单位要加强主体责任，建立氡的防护管理制度，为劳动者配备适当的个人防护用品，采取预防控制措施减少人体与氡的接触；二是要降低矿山井下氡的浓度，通过堵塞、密封场所中的空隙防止氡的进入，加强通风，减少氡

的蓄积，及时清理堆积的矿石，减少氡在密闭环境中的析出；三是加强矿山井下作业氡的监测，开展工作环境中的氡以及个人接触氡的监测，及时治理和改善不符合国家标准要求的工作环境；四是要对劳动者及时开展职业健康监护，发现异常情况及时处置；五是要对劳动者加强健康教育，警惕氡所造成的危害，使劳动者掌握矿山井下作业的防护技能；六是劳动者要养成健康生活方式，提倡劳动者戒烟。

（叶　研）

关键词

放射源

31. 为什么亮晶晶的"**手链**"竟然能成为"**夺命杀手**"

放射源是指用放射性物质制成的能产生辐射照射的物质或实体，广泛应用于多个行业领域，在工农业生产中应用的料位计、探伤机等都是放射源。放射源一旦丢失，不仅对生产造成影响，也会对接触人群的健康产生不良的影响。在现实生活中，放射源常呈现球形、圆柱形或者类似"手链"的形状，容易被误认为金属饰品随身携带，从而直接对人体健康造成影响，严重者甚至会造成死亡。

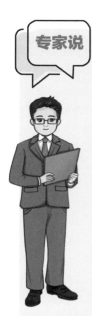

专家说

在生产和生活中遇到放射源的概率很小，但并非不可能。很多的放射源用于矿业勘测、工业探伤等，所以会被经常拆卸和移动，一旦在操作过程中疏忽大意，会造成放射源的丢失。放射源一般呈现金属光泽，容易引人注目。不明真相的人员如果捡到放射源，往往会由于随身携带，短时间内接受大量照射，导致机体损伤。急性放射性损伤往往起病急剧，症状多样，如出现乏力、恶心、呕吐、头晕等，且由于病因隐匿，经常会被漏诊、误诊，贻误最佳的救治时机。疾病的结局也往往比较严重，局部机体大量接受照射会导致坏死甚至需要截肢，严重者也可能会导致死亡。

在日常工作和生活中，放射源丢失的现象时有发生，涉及石油、天然气、采矿、核工业等多个行业，放射源涉及钴 -60、铯 -137、铱 -192 等多种，如果在工作场所或生活中发现手链状、纽扣状的亮晶晶的金属物质，需要当心是否是丢失的放射源。

用人单位要制定关于放射源丢失的应急预案，一旦发现放射源丢失，要及时启动应急响应，通过查看监控录像、应急检测等方式迅速找回丢失的放射源。要注意人群的疏散和防护，减少人员暴露于放射源的时间；要加强对劳动者进行的放射源管理培训，日常做好放射源的查验，避免疏漏；一旦发现放射源丢失，要及时报告，劳动者在工作中应避免接触不明来源的金属物质，更不能随身携带。

（叶　研）

五

生物因素

32. 为什么接触炭疽杆菌能让皮肤变"黑炭"

关键词

炭疽杆菌 皮肤炭疽

2001年，令世人震惊的"9·11"事件余波未平之际，恐怖分子将含有炭疽杆菌的粉末作为生物武器，通过信件传递进行恐怖袭击。很多人通过这次事件才知道了炭疽。其实炭疽是一种古老的传染病，得名于古希腊文，意思是煤炭，因为患者得病后皮肤会变成黑炭一样的痂皮，我们形象地将这一疾病称为皮肤炭疽。

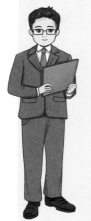

专家说

人是如何感染炭疽的呢？一般来说，养殖户、屠宰人员、兽医等易感染炭疽。摄入了被炭疽杆菌污染的食物，通常引起肠炭疽；皮毛加工厂的工人吸入含有炭疽芽孢的尘埃和气溶胶，可引起肺炭疽，这种感染方式相对少见；通常情况下，以接触感染最为常见，即破损的皮肤直接接触患病动物或其血液、粪尿排泄物、皮毛等被感染，因而引起皮肤炭疽。

为什么感染了皮肤炭疽后皮肤会变"黑炭"？皮肤炭疽的发病初期，人体的面部、颈部、肩部和手脚处等皮肤裸露部位会出现丘疹或斑疹，继之会形成水疱，发生破溃及坏死，最后形成黑色焦痂，犹如"黑炭"。这是感染后期的一种典型表现。

如何预防炭疽？首先是改善劳动条件，尤其是畜

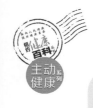

产品等工厂，应加强防护设施，劳动者工作时要穿防护服、戴手套和口罩。其次是劳动者要注意个人卫生，避免接触那些可能受到污染的传播介质，不要在有伤口的情况下接触畜牧动物，避免传染病菌，也可接种相关疫苗进行预防。炭疽虽"听着吓人"，但能治好，关键在于"三早"，即早发现、早诊断、早治疗。炭疽可防可控可治，不可怕。做好预防，也就不必谈"疽"色变！

关键词

蜱 森林脑炎病毒 森林作业

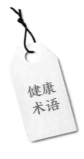

健康术语

炭疽：炭疽是由炭疽杆菌引起的一种人畜共患传染病。主要流行于牛、马、羊等食草动物中。炭疽有很多种类型，人以皮肤炭疽最为常见。《中华人民共和国传染病防治法》规定炭疽为乙类传染病，其中肺炭疽按甲类传染病管理。

（楼建林）

33. 为什么护林员易患
森林脑炎

每年春夏，大量蜱活跃在森林里、灌木丛中、草原上。蜱靠吸血为生，但它和蚊子、跳蚤不一样，它在吸血时，会先麻醉人的皮肤，所以很多人什么都察觉不到，等到发现时，蜱常已吸饱血，涨大几倍甚至几十倍。蜱喜欢在温暖、湿润、柔软的部位"安家"，像人们的头皮、颈部、耳后、腋窝、腹股沟等，都是蜱喜欢"落脚"的地方。森林脑炎主要的传播媒介就是蜱，人类对森林脑炎病毒普遍易感，但发病的人与"森林"密切相关。护林人员因为工作原因，难免更多地与"蜱"打交道，因此，该病在护林员等工种中发病率较高。

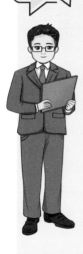

　　森林脑炎临床症状比较重，一般起病类似感冒，2~3天后发热可达39.5~41℃，大多数病例发热持续5~10天；同时表现为感染中毒症状以及神经中枢损害，严重者可伴发心功能不全、急性肺水肿等；病程为2~4周，少数患者迁延数周或数月。还有少数患者可留有后遗症。被蜱叮咬了并不一定会得森林脑炎，因此大家不必过度恐慌。但一旦出现了肌肉麻痹、昏迷等症状，要尽早到正规医院进行检查并接受治疗。

　　职业相关人群该如何预防森林脑炎呢？平常野外作业时，比如驻林区人员，林业、勘探、捕猎或采药等职业人群作业时，一定要切实做好个人防护，不穿短裙短裤，穿专业工作服，避免被潜伏在草茎或树叶上的蜱偷袭。工作结束后，第一件事就是赶紧把衣服换下来，在全身找找有没有蜱。如果不幸被蜱叮咬了，不要轻易用手去拔，等它自动从皮肤脱落。另外，出门作业时可以携带一支防蜱喷雾，随时喷在身上，避免蜱的"光临"。

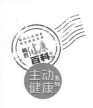

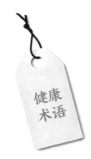

健康术语

森林脑炎： 是由蜱传播的一种严重的疾病，又称蜱传性脑炎。它是由携带森林脑炎病毒的蜱叮咬所致的以中枢神经系统病变为主的一种自然疫源性传染病。

（楼建林）

关键词

畜牧人员　布鲁氏菌病

34. 为什么**畜牧人员**易患**布鲁氏菌病**

生活中有时会听到"某某给羊、牛接生后得了布鲁氏菌病""某某屠宰时划破了手，得了布鲁氏菌病"，等等。如果在接触了牛、羊、猪等动物及其产品后表现出发热、乏力、多汗等症状，那么就要警惕得了布鲁氏菌病！

专家说

　　人们感染布鲁氏菌病大多是通过接触患布鲁氏菌病的家畜及其相应制品。布鲁氏菌病主要经皮肤黏膜、消化道和呼吸道传染。比如在对家畜进行引产、饲养、挤奶、剪毛、屠宰等过程中经破损皮肤或眼结膜感染；食用被病畜污染的食品、生牛奶以及未煮熟的肉类而

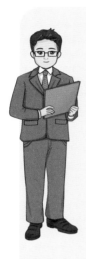

感染；皮毛加工、打扫畜圈卫生时吸入被布鲁氏菌污染的飞沫、尘埃感染。牧区人们以畜牧业的生产活动为主，饲养的牲畜数量多，因此牧民、兽医以及屠宰加工行业从业者等更容易感染布鲁氏菌病。

　　预防布鲁氏菌病应注意以下几点：①建议为牛、羊接种疫苗，应及时对可疑感染布鲁氏菌病的牲畜及乳肉制品等进行无害化处理；②养殖区应与生活区分开，定期消毒；③劳动时佩戴防护用品，皮肤如有刮伤、破损，要及时消毒包扎；④避免食用未经检验或未煮熟的牛羊肉、病死畜的肉。

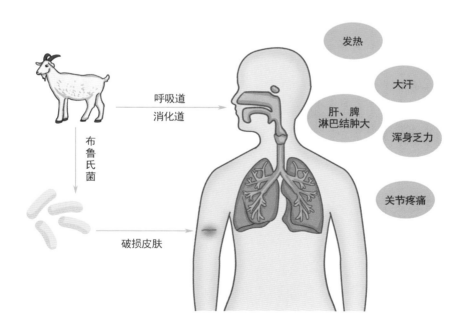

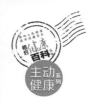

主动健康系列

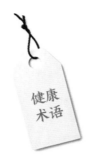

健康术语

布鲁氏菌病： 一种由布鲁氏菌引起的人畜共患传染病，是《中华人民共和国传染病防治法》规定的乙类传染病，民间俗称"懒汉病""蔫巴病"。

（楼建林）

关键词

艾滋病 医护人员 职业暴露

35. **医护人员**在工作中应如何"**防艾**"

艾滋病一直是全球关注的公共卫生问题。由于职业的特殊性，医护人员接触人类免疫缺陷病毒（HIV，又称艾滋病病毒）感染者或艾滋病患者的分泌物、血液和体液较频繁，感染 HIV 的风险也较高，因此医护人员做好艾滋病的职业暴露预防非常重要。

专家说

HIV 主要通过性接触、血液和母婴传播，病毒进入人体后的繁殖需要一定的时间，从 HIV 感染者发展到艾滋病患者的时间数月至数年不等。在开始阶段，HIV 感染者的免疫功能还没有受到严重破坏，因而没有明显的症状。HIV 主要侵犯的是 T 淋巴细胞，导致

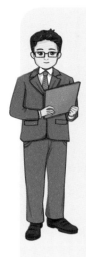

人细胞免疫严重受损，逐渐破坏人体免疫功能，引起各种感染和肿瘤等。

医护人员如临床医师、艾滋病患者的护理人员等，因经常要进行多种有创操作或是接触 HIV 阳性患者的体液及各种有感染风险的分泌物，发生 HIV 职业暴露的危险系数较高。

一旦发生职业暴露，如发生针刺伤、切割伤、咬伤等出血性损伤，应采用"一挤二洗三消毒"的方法。即由近心端向远心端轻轻挤压，尽可能挤出损伤局部的血液；然后用清水或生理盐水彻底冲洗；最后再用碘伏或 75% 酒精消毒创面，对伤口局部进行消毒和包扎处理；及时上报医院感染管理部门，对职业暴露情况进行登记。在暴露后尽快（2 小时以内）开始预防性治疗，最好在 24 小时以内，不要超过 72 小时。

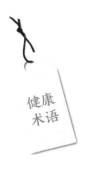

健康
术语

艾滋病： 全称是获得性免疫缺陷综合征（AIDS），是由 HIV 引起。是我国法定职业病的一种，但仅限于医护人员和人民警察。医护人员处在艾滋病防治工作的最前沿，在医疗诊治工作中，因为艾滋病的无症状感染期很长，HIV 感染者从外表无法辨别，就诊时不易及时做出正确诊断，所以医护人员在临床工作中更多面对的是潜在的传染源。

（楼建林）

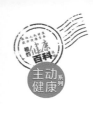

36. 为什么接触**霉菌**及其**孢子**会影响我们的健康

关键词

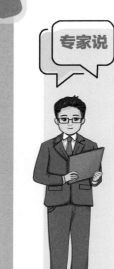

霉菌　孢子　职业性哮喘

在农业、园艺、粮仓管理等职业中，工作人员经常接触霉菌及其孢子，吸入霉菌及其孢子有可能引发哮喘等一系列呼吸系统疾病。

专家说

霉菌孢子对人体的主要影响体现在其对呼吸系统的潜在危害。农业、园艺、粮食储藏行业的工作人员面临着高浓度霉菌及其孢子的暴露风险。霉菌及其孢子通过空气传播，当人们进行收割作物、处理存储粮食等活动时，极易吸入这些微小但可能带有毒素的孢子。

比如农民在处理发霉的干草时可能吸入大量霉菌孢子。这些孢子可以触发呼吸道反应，导致哮喘发作。霉菌及其孢子在潮湿条件下繁殖，特别是在储存条件较差的农作物中。当农民搬运这些农作物时，孢子释放到空气中，增加了吸入的风险。这种长期暴露可能导致职业性哮喘的发生。尤其是在密闭或潮湿环境中工作的人员，如粮库管理者、花卉种植者，他们的工作环境为霉菌生长提供了理想条件，增加了患病风险。

为了预防霉菌及其孢子引起的健康问题，建议采取以下措施。

（1）改善工作场所的通风状况：安装高效空气过滤系统，定期检查和维护，以确保持续有效的空气流通，减少霉菌及其孢子的积累。

（2）使用个人防护装备：在高风险区域工作时，工作人员应穿戴符合标准的防护口罩（如 N95 口罩）、防护眼镜和手套，以防吸入或接触霉菌及其孢子。

（3）定期清洁和消毒：在容易积水和潮湿的区域（如地下室、仓库、温室），采取定期清洁和消毒措施，使用有效的杀菌剂清理表面，避免霉菌过度生长。

（4）控制室内湿度：使用除湿机或空调，保持室内湿度在30%~50%，减少霉菌的生长和繁殖。

以上措施，可以显著降低职业暴露于霉菌及其孢子的风险，保护工作人员的健康与安全。

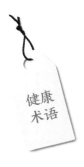
健康术语

职业性哮喘：指在职业活动中接触某些化学物质引起的由多种细胞包括嗜酸性粒细胞、肥大细胞、T 淋巴细胞、中性粒细胞、平滑肌细胞、气道上皮细胞等参与的气道慢性炎症性疾病，并伴有可变的气流受限和气道高反应性。

（楼建林）

工效学因素

37. 为什么这个"腕"需要管

有调查显示，职业性腕管综合征的患病率为 2.7%~5.8%，终生发病率为 10%~15%。高发年龄为 30~50 岁，女性发病率为男性的 5 倍。职业性腕管综合征高发于需进行高强度和高频率腕部活动的工作领域，如流水线手工作业工人、厨工、画家、音乐家、雕刻家、机动车驾驶员、挤奶工、木工、包装工、肉类加工分割工、常做家务的家庭妇女及长期使用电脑者等。

关键词

职业性腕管综合征

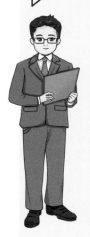

腕管综合征可从以下几方面进行初步判断：①手部麻木、针刺感或疼痛，主要分布在拇指、示指、中指；有时可有手部无力、酸胀、手活动笨拙等，可放射到肘部、肩部，半夜常被手麻醒，稍活动后或者甩手后可好转；②上述区域感觉减弱或消失，拇指外展、屈曲和对掌肌力减弱，屈曲手腕部时（如做家务、骑车、看报纸、用鼠标时）麻木或疼痛加重；③严重者手部无力，可见手掌大鱼际处肌肉萎缩。

对于症状较轻、病程较短的患者，首选保守治疗，包括支具固定、局部理疗、局部封闭治疗等。保守治疗无效，症状反复发作的患者，或发生拇指肌肉萎缩的患者，可以考虑手术治疗。目前暂无行之有效的策略来预防腕管综合征，可以通过以下方法最大限度地减少手和手腕的压力。

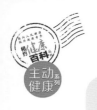

（1）减小抓握用力。

（2）短暂、频繁地休息：定期轻轻伸展和弯曲手和手腕。若使用振动或需高强度用力的设备，即使是每小时几分钟的放松也能有较好的缓解作用。

（3）注意用手姿势：避免将手腕一直向上或向下弯曲，中间位置最适宜。使用键盘时，将键盘保持在肘部高度或略低。

（4）保持双手温暖：在寒冷环境中工作更有可能出现手部疼痛和僵硬。若在工作中无法控制温度，可戴上无指手套，以保持手和手腕温暖。

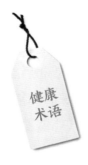

腕管综合征：指各种急性或慢性原因引起腕管内压力升高，使腕管内正中神经受到压迫而产生的症状或体征，典型症状是正中神经支配区疼痛、麻痹及感觉异常，同时伴或不伴肌力减退，严重者会发生大鱼际肌肉萎缩，是手外科中最常见的周围神经卡压综合征。职业性腕管综合征主要见于手腕部高强度和高频率活动、长期受压的劳动者。

（王　致）

38. 什么样的人容易患
颈肩综合征

现代人由于久坐和经常使用电脑、手机，导致颈肩综合征多发。颈肩综合征多发于"低头族""办公室工作党"，近些年这些人群发病率明显升高，并呈现出低龄化的趋势。颈肩综合征最常见的原因是不良坐姿。同一姿势保持太久，使人体脖子和肩膀周围的肌肉紧张，时间一久就会引起酸痛感。每天使用电脑超过 1.5 小时，颈肩疼痛的发生率会大大升高。

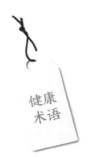

健康术语

颈肩综合征： 是临床常见的软组织损伤疾病之一，以颈椎退行性病变或慢性劳损为基础，引起颈肩部血液循环障碍、肌肉组织痉挛水肿、广泛性疼痛僵硬、颈部及肩关节周围痛的临床综合征。

专家说

早期颈肩综合征的自我诊断，有以下三种方式：①以肩关节（一侧）运动障碍为主诉，不能外旋，后伸障碍，严重时不能上举梳头；②肩疼痛，活动即痛，有向前臂放射麻痹感；③急性期肩疼痛加剧，夜不能眠，不能平躺，上肢活动完全丧失，一动即痛。

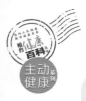

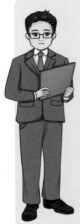

颈肩综合征患者应根据病情选择适当的治疗方式，通常无须进行手术治疗。患者可通过休息、牵引、药物治疗、手法治疗等方式缓解症状。病情轻的患者注意适当的体育活动和放松，保持情绪乐观，症状可以得到缓解。

预防颈肩综合征，以下"六要点"要记牢。

（1）掌握正确的坐姿和手部姿势：大腿与腰，大腿与小腿应保持 90° 弯曲；上臂和前臂弯曲的弧度要保持在 70°~135°；手腕和前臂呈一条直线，避免工作时手腕过度弯曲紧张。

（2）尽量避免长时间操作电脑：每小时休息 5~10 分钟，活动一下颈肩部和手腕。

（3）键盘和鼠标的高度，应当稍低于坐姿时肘部的高度：这样能最大限度地降低操作电脑对腰背、颈部肌肉和手部肌肉腱鞘等部位的损伤。

（4）显示屏比视线略低：这样可以保证颈部血液循环通畅，减少颈肩肌肉紧张引起的疲劳。

（5）不要让手臂悬空：有条件的话，使用手臂支撑架，可以放松肩膀的肌肉。

（6）进行颈肩部肌群功能强化锻炼：建议按照《工作相关肌肉骨骼疾患防治科普指南》科学开展头颈微运动，如颈部侧倾拉伸运动、头手对抗运动、毛巾搓澡运动、Y 型上举运动、W型肩外展运动。

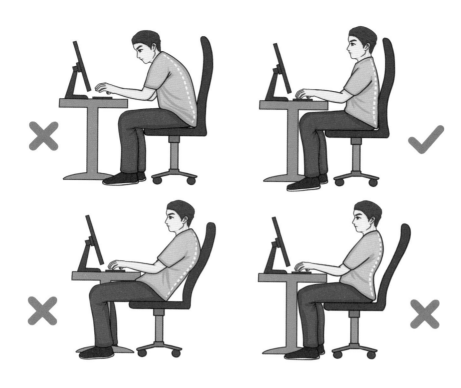

（王　致）

39. 为什么"搬砖人"容易

腰椎间盘突出

　　"搬砖人"原指搬运砖块的工人，现在也泛指从事基层工作、工作辛苦但收入不高的打工族。不正确的"搬砖"姿势和长时间高强度工作是"搬砖人"发生腰椎间盘突出的主要原因。

"搬砖人"通常从事较多体力劳动，尤其是搬运重物，容易发生腰椎间盘突出。常见原因可能是长期过度负重、不良的作业姿势、缺乏专业技能和培训、工间休息不足等职业因素以及年龄和工龄增加等个体因素，最直接的原因是不正确的"搬砖"姿势以及长时间高强度工作对"搬砖人"腰部的伤害。早期腰椎间盘突出的症状可能比较轻微，如腰部疼痛、麻木等。如果出现早期症状没有及时就医，会导致病情持续加重。一般"搬砖人"自认身体硬朗，扛一下就过去了，或者因为工作繁忙没有给予重视，等到症状加重的时候已经影响了正常的工作和生活，导致生活质量大大降低。

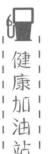

健康加油站

对于"搬砖人"来说，加强体育锻炼是预防腰椎间盘突出的重要手段。适当的体育锻炼可以增强腰部肌肉力量和柔韧性，增加腰椎稳定性，同时也可以消除"搬砖"过程产生的疲劳，放松身心。其次，科学调整生活习惯，劳逸结合，日常保持良好的站、坐、卧姿势，避免长时间维持同一姿势或者保持别扭的姿势。当发现腰部经常不适时，应该予以重视，定期到医疗机构进行健康检查，及时发现潜在的腰椎健康问题，通过采取物理治疗等方式缓解腰部疼痛，改善局部血液循环。

对于企业而言，要全面排查工作环境和劳动组织制度中的危险因素，合理设计工作岗位及配套设施，参照《工作相关肌肉骨骼疾患的工效学预防原则 第一部分：通用要求》（T/WSJD 14.1—2020），科学安排劳动和工间休息，改善工作场所的照明和通风，保障"搬砖人"的劳动健康。另外，应当加强对"搬砖人"的专业技术培训，宣传普及正确的工作姿势，提高劳动者的自我保护意识和技能水平，监督生产活动安全开展。

（王 致）

关键词

肌肉骨骼疾患 流水线作业

40. 为什么流水线工人更容易发生肌肉骨骼疾患

近年来，下背痛、腕管综合征、肩周炎、椎间盘突出等肌肉骨骼疾患问题日趋突出。这些疾病影响着各行各业的工作人员，特别是从事高强度、高重复性工作的人员，如流水线工人，给广大劳动者的身心健康带来威胁。这些病痛不仅直接影响了员工的工作效率和生活质量，还间接导致了大量的病伤缺勤，增加了社会医疗负担，造成了不容忽视的经济损失。

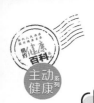

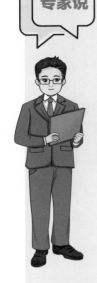

工作相关肌肉骨骼疾患是一类常见的职业性病损，是因接触工作场所中的危险因素，如重复操作、不良姿势、负荷、振动等，导致或加重的肌肉、肌腱、骨骼、韧带、神经及局部血液循环系统的损伤，临床上主要表现为相关部位的疼痛、麻木、不适和活动受限。流水线作业具有工作节奏快、单一重复动作、工作时间长和强迫体位等作业特征，极易引发局部肌肉疲劳，这样的疲劳长期得不到有效休息缓解，慢性累积，最终导致肌肉骨骼疾患。

流水线工人如何有效预防控制肌肉骨骼疾患？

改善劳动条件是预防和控制肌肉骨骼疾患的最基本措施。工厂企业应加强工作台、座椅的科学设计，使之符合人体解剖学特征，作业人员应避免长时间低头、弯腰等强迫体位。对于推、拉、抬、举等较重体外负荷作业，工厂企业可改革工艺提高自动化水平，科学制定负荷标准，增加辅助工具如支架、梯子等避免作业人员弯腰、扭转及超负荷作业；对不可避免的强迫姿势，作业人员应尽量减少连续接触时间，必要时可穿戴护腰带等个体防护用品。正确的作业姿势有利于预防减少肌肉骨骼疾患的发生，如搬举重物时应采取屈膝下腰位，即屈膝下蹲，借助大腿及臀部力量减少腰部及手部局部负荷。提倡工作班内的工间休息、工间操或工后操，对以静态负荷作业或反复操作为主的作业人员来说，工间或工后颈部、肩部及腰部科学、合理的拉伸恢复活动可促进血液循环，及时消除疲劳，有效减少肌肉骨骼疾患的发生。

一旦发展为肌肉骨骼疾患，应及时就医。肌肉骨骼疾患治疗措施主要包括：①限制活动，即避免引起损伤的活动；②冷敷或热敷，损伤发生初期推荐冷敷减少疼痛和肿胀，对于痉挛导致的肌肉疼痛，推荐热敷缓解症状；③药物和手术、运动治疗，包括治疗性锻炼、关节活动度锻炼等。

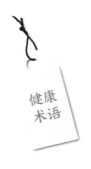

健康
术语

工作相关肌肉骨骼疾患：是指从事职业活动所导致或加重的肌肉、肌腱、骨骼、软骨、韧带和神经等运动系统的疾患，常见的症状和体征包括疼痛、活动受限、感觉异常和疲劳等。工作相关肌肉骨骼疾患造成的严重社会经济负担和劳动者健康损害已成为全球主要的职业卫生问题之一。

（王　致）

41. 为什么**工间休息**很重要

生产劳动中，疲劳是劳动者的隐形杀手。在现代制造业生产中，劳动者须跟上生产流水线速度，这种持续的高强度作业往往会导致疲劳感不断积累。另外，人与信息系统交互，即视觉显示终端持续作业，是当今社会主要劳动模式，此类的过量劳动会引发心理与生理疲劳，降低作业效率。合理的工间休息有助于维护脑力，防止过劳。

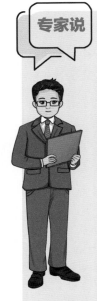

专家说

劳动过程中，随着时间延长，人们会逐渐感到疲劳，工作能力下降，表现为原来可轻松完成的工作需要付出更多精力。适当安排工间休息，可以有效地减轻疲劳程度。工间休息时间长短和次数，视劳动强度、工作性质和工作环境等因素而定。例如，重体力劳动休息次数应相对多一些，如果在高温环境从事重体力劳动，则更需要多一些工间休息，以免机体蓄热过多。精神紧张的工作，休息次数也要适当多些，如脑力劳动。轻体力劳动一般上下午各安排一次工间休息即可。

工间休息方式应根据工作特点确定，如重体力劳动可以采取安静的休息方式，对于脑力劳动和轻体力劳动，适当安排工间操或娱乐活动，更有利于解除疲劳。若能够结合工作特点组织有针对性的工间操，效果更佳。例如，对于视觉要求较高的工作，休息时做眼保健操可以促进眼部血液循环，对眼睛的保护效果更佳。

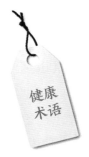

健康术语

作业疲劳： 指劳动者因高强度或长时间持续作业，导致劳动能力减弱、工作效率下降的现象，是工间休息机制主要评价指标。

（王　致）

七

社会心理因素

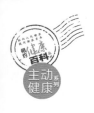

42. 为什么要关注工作场所
社会心理因素

工作场所的社会心理因素可直接影响员工的心理健康水平，并对每个人的健康行为产生重要影响。一个人的健康行为作为支撑其工作能力和职业发展的重要因素，对于提高工作效率、增强抗压能力、打造成功职业生涯具有重要意义。

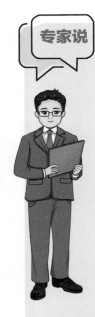

专家说

关注工作场所的社会心理因素，建立一个健康的工作环境对于保护员工心理健康至关重要。在工作场所中，员工经常面临各种压力和挑战，例如工作量过大、时间紧迫、同事之间出现摩擦等。为了降低员工的压力水平，工作单位应该合理安排工作时间、分配适当的工作量、确定清晰的工作目标，以使员工能够更好地应对工作压力。

另外，提供心理健康知识培训是工作场所心理健康促进的有效手段之一。培训员工如何管理自己的情绪，可以帮助员工更好地应对工作中的挑战和压力。同时，向员工提供心理健康知识和技能，可以让他们认识和了解自己的心理健康问题，并学会采取积极的方法来解决问题，从而提升心理健康水平。建立健康的沟通机制也是工作场所心理健康促进的重要一环。

在工作场所中，良好的沟通可以促进员工之间的合作、减少误解和冲突，从而缓解工作压力和心理负担。

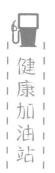

健康加油站

心理健康有利于个体的身心发展，对于个体的工作学习效率以及生活质量都有很好的促进作用，使个体不仅对周围环境有良好的适应力，并且能够充分发挥潜能，具体表现在以下几方面。

（1）心理健康会促进身体健康：心理和生理是密切相关、互为影响的，心理因素对于生理疾病的发生、发展、康复起着重要的作用，例如冠心病、原发性高血压、溃疡性肠胃病等，长期负性情绪会导致人的免疫力下降，增加患病风险。

（2）心理健康有助于提升工作成就：心理健康的人能够充分发挥个体潜能，保持较高的工作效率，拥有较好的对于挫折和逆境的适应能力，更加容易获得事业上的成功。

（3）心理健康益于形成良好的人际关系：心理健康能够提升人的社会适应能力，对于人际关系有着良好的促进作用。心理健康的人能够更好地体察他人情绪并帮助他人，也能给予他人更多的理解和包容。

（余善法）

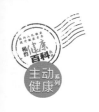

43. 为什么对于同一事件，不同的人**压力感受**不同

由于生活环境、成长背景、对压力的态度、自身资源等因素存在差异，不同人面对同样的事件时，会有不同的压力感受。

专家说

压力是人的一种主观感受，当面对挑战、威胁，或所拥有的资源与要求存在差距时，人们会有压力的感受，包括紧张、担心、不安等。不同的人面对同样的事件，会有不同的看法和评价，这除了与性别、文化程度、婚姻状态、经济收入有关外，还与生物易感性和心理个性特征等有关。例如开车时听到其他车按喇叭，有些人认为这是在催促自己开快点，但有些人却会觉得这是在提醒别人，与自己没关系。

健康加油站

如何应对压力呢？我们可以从以下几方面入手。

（1）正确地认识压力：压力是一把双刃剑，要辩证地看待压力对我们的影响。适度的压力是我们应对挑战和进取的动力，只有当压力超过了我们能够应对的水平时，才会对我们造成负面的影响。生活并不总是一帆风顺的，困难是客观存在的。要正确认识压力，采取积极态度看待压力与挫折，压力与挫折可以磨炼人的意志，激发人的智慧和潜能，使人变得坚强。

（2）保持乐观自信：要学会认识自己、接受自己，设定合适的目标，保持积极心态，与积极的人交往，培养兴趣爱好，学会放松自己，坚持学习和成长。

（3）合理归因：面对压力，应该尽量寻找自身内在的、可控的和稳定的原因。合理归因时应遵循"三要，三不要"原则。要客观分析影响成败的原因；要先从自己内部找原因，激发自我责任感；要尽量找自己可以改变的因素；不要主观臆断；不要一味埋怨环境，一味指责；不要过多归因于不可改变或太难改变的因素。

（4）掌握积极应对技巧：学会正确地认识压力，学会调控自己的情绪，适当进行体育运动。

（5）寻求社会支持：当遇到压力的时候，学习主动把感受到的压力、痛苦向亲人、好友、同事、心理咨询师倾诉，积极地寻求帮助。

（余善法）

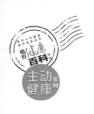

44. 为什么**轮班作业**
会影响健康

轮班作业具有非常规的作息时间，特别是夜间轮班工作，会打乱一个人机体的昼夜节律，造成昼夜节律紊乱。国际劳工组织将夜班工作定义为"在不少于连续 7 小时的时间内进行的所有工作，工作时间应覆盖午夜 12 点到凌晨 5 点"。虽然轮班作业可以提高工作效率，但是持续高强度的工作会损害个人的身心健康，因此要重视员工的健康权益，实现健康和效率的双赢。

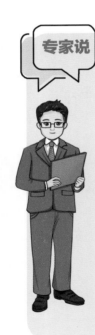

专家说

轮班作业是指企业或服务性单位让员工轮流休息，从而使生产或服务全天不间断运行的一种工作制度。24 小时工作的连续性和轮班时间的非规律性，迫使员工一次次地重新调整节律系统，有些员工无法有效地调节昼夜节律而达不到新的身体稳定状态，就会增加罹患疾病的风险，如：内分泌系统紊乱，睡眠质量下降；副交感神经系统失调，心血管疾病增加；消化系统失衡，胃肠道疾病高发；疲劳，焦虑，易激惹，认知功能减退。长期轮班作业不仅损害员工身心健康，还会引发家庭的分歧和冲突，家庭矛盾进一步影响员工的幸福感和社会的稳定性。

世界卫生组织提出身心健康的八大标准：食得快、便得快、睡得快、说得快、走得快、良好的人格、良好的处世能力、良好的人际关系。

应对轮班作业给员工带来的负面作用，可以通过健全机制、科学管理、多重干预、自我完善等多种方式维护员工身心健康。工作单位应加强顶层设计，健全工作机制，形成"想员工之所想，给员工之所需"的管理理念，满足员工合理的心理需要和物质需求；定期评估、监测员工的工作实况和健康状态，制定科学化的轮班政策，优化轮班作业的工作流程，营造人性化的工作环境；邀请专家讲授健康促进、健康行为、运动训练和心理干预等知识，积极指导员工在职业生涯早期建立健康的生活方式，激发员工的职业承诺感。员工应主动自我完善，形成自信、自强、自爱、自助的心理品质，勇于自我调适，找到轮班作业与健康之间的最佳制衡点，平衡轮班、家庭和社会之间的关系，最终达成自我的新稳定状态。

为什么加班、夜间轮班工作
危害劳动者健康

（余善法）

45. 遭遇**工作场所暴力**
怎么办

工作场所暴力不仅严重危害职业安全，破坏单位内部稳定和工作环境中人与人之间的和谐关系，而且其产生的连带反应甚至会影响社会秩序和公共安全。员工个人通过参加培训、适当沟通、积极认知、心理放松，同时形成和谐的社会关系，制订有效的个人计划，可从个人角度避免自身成为工作场所暴力的施害者或受害者。

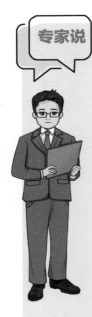

专家说

工作场所暴力包括以下几种情形。

（1）与工作场所无任何关联的犯罪分子，为了行使抢劫或者达到其他犯罪目的而在工作场所实施的暴力行为，即犯罪。

（2）消费者、客户、患者等对提供服务的员工实行直接的暴力行为（如：医院患者对医务人员）。

（3）与现任员工有关系的人在其工作场所发生暴力行为。

（4）员工之间、前任员工和/或现任员工针对上级领导发生的暴力。

在工作中如果遭遇暴力，需要立即采取行动来保护自己和他人的安全。

（1）立即报警：如果在工作中遇到任何暴力行为，例如打人、恐吓、威胁等，应立即报警。通知当地警方，告知他们发生的情况，以便他们能够迅速赶到现场并采取必要的行动。

（2）保持冷静：在面对暴力情况时，保持冷静是非常重要的。不要惊慌失措或激怒攻击者，这可能会使情况恶化。尽量保持冷静，采取必要的行动来保护自己和他人的安全。

（3）寻求帮助：如果在工作场所遇到暴力情况或其他危险情况，应立即寻求帮助。可以向同事、上级或人力资源部门报告情况，并请求他们提供帮助和支持。

（4）记录证据：在面对暴力情况时，记录证据是非常重要的。如果有目击证人，尽可能获取他们的联系方式和证言。如果有任何照片、视频或其他证据，也要将其记录下来。这些证据可能在后续的法律程序中起到关键作用。

（5）寻求法律援助：如果在工作中受到暴力伤害，可以考虑寻求法律援助。与律师联系，了解权利和可能的法律程序。律师可以帮助受害者了解相关权利并为受害者提供法律建议。

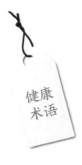

工作场所暴力： 发生在工作或与工作相关场所的，针对人实施的身体侵害或心理威胁行为，除对人造成身体上的伤害外，辱骂、威胁和性骚扰等行为也属于暴力范畴。

（余善法）

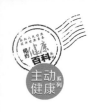

46. 为什么要关注
工作场所歧视的危害

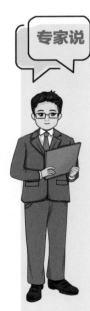

歧视 职场环境 平等公正

在当今社会，工作场所歧视仍然是一个严重的问题。尽管法律和道德规范在不断进步，试图消除这种不公平现象，但遗憾的是，歧视现象仍然存在。这种歧视不仅对个人造成伤害，还可能对整个组织和社会产生负面影响。

专家说

国际劳工组织章程规定："全人类不分种族、信仰或性别，都有权在自由和尊严、经济保障和机会均等的条件下谋求其物质福利和精神发展"。工作场所常见的歧视是就业和职业歧视。工作场所歧视会降低员工士气和效率，当员工在工作场所遭受歧视时，他们可能会感到沮丧和无助，这种情绪可能导致员工对工作失去热情，甚至选择离开公司。如果一个公司存在工作场所歧视现象，这可能也会对公司的声誉造成负面影响。这种声誉的损害可能会影响公司的吸引力和竞争力，从而影响其业务发展。工作场所歧视不仅是道德问题，也是法律问题。违反《中华人民共和国劳动法》《中华人民共和国妇女权益保障法》等法律法规平等就业机会相关内容可能会导致公司面临法律诉讼和罚款，从而增加公司的法律风险。

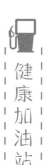

企业应该积极推动平等和公正的职场环境建设，这不仅可以提高员工的士气和效率，还可以吸引和留住优秀的员工。采取预防措施来减少工作场所歧视的发生，包括制定和执行反歧视政策、提供培训和教育以及建立投诉机制等。努力建立一种包容性的文化，使得所有员工的权利和贡献都得到认可和尊重，从而提高公司的创新能力和竞争力。提供相关的培训和教育，以帮助员工认识到歧视的危害性，并培养他们的平等意识和跨文化沟通能力。领导层在推动平等和公正的工作环境建设中也起着至关重要的作用，领导层应该以身作则，展示对平等机会的承诺和行为，从而激励员工积极参与并支持反歧视政策。员工应主动学习预防和应对工作场所歧视的法律、法规和制度，积极参与反歧视的教育培训和活动，一旦遭遇歧视，应及时投诉，获取帮助。

（余善法）

关键词

职场性骚扰

47. 遭遇**职场性骚扰**怎么办

职场性骚扰已经成为全球范围内存在的公害，侵害了受害者的身体权、性自主权、人格尊严，对受害者的生理和心理造成双重侵害。遭遇职场性骚扰，被骚扰者不要责怪自己，而要保存证据，寻求救援和帮助。

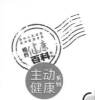

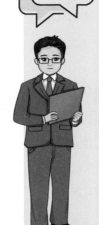

专家说

　　性骚扰指在存在不平等权力关系背景条件下，社会地位较高者利用权力向社会地位较低者强行提出性的要求，从而使后者感到不安的行为，是性别歧视的一种表现。职场性骚扰的出现不仅仅是个人的侵权行为，更重要的是揭示了工作场所存在性别不平等的权力关系，以及权力的滥用。

　　《中华人民共和国妇女权益保障法》第二十三条规定："禁止违背妇女意愿，以言语、文字、图像、肢体行为等方式对其实施性骚扰。受害妇女可以向有关单位和国家机关投诉。接到投诉的有关单位和国家机关应当及时处理，并书面告知处理结果。受害妇女可以向公安机关报案，也可以向人民法院提起民事诉讼，依法请求行为人承担民事责任。"第二十五条规定"用人单位应当采取下列措施预防和制止对妇女的性骚扰：（一）制定禁止性骚扰的规章制度；（二）明确负责机构或者人员；（三）开展预防和制止性骚扰的教育培训活动；（四）采取必要的安全保卫措施；（五）设置投诉电话、信箱等，畅通投诉渠道；（六）建立和完善调查处置程序，及时处置纠纷并保护当事人隐私和个人信息；（七）支持、协助受害妇女依法维权，必要时为受害妇女提供心理疏导；（八）其他合理的预防和制止性骚扰措施。"对于职场性骚扰，要防治结合。在社会层面，应在全社会进行性别平等教育和普法宣传，改变传统观念，减少对被骚扰者的道德谴责，鼓励被骚扰者对职场性骚扰明确说"不"。在单位层面，可以提高职场性骚扰防治中的雇主责任。假如单位没有采取预防措施有效防止性骚扰行为的发生或在性骚扰纠纷发生后没有及时采取有效补救措施，可对单位进行高额经济处罚。在个人层面，阅读并遵守本单位的规章制度，遵照有关规章制度采取行动。如有必要，可联系社区法律中心或当地妇女联合会等妇女组织寻求法律咨询或其他援助。被骚扰者可以向公安机关报案，也可以依法向人民法院提起民事诉讼。

（余善法）

48. 发生**职业倦怠**怎么办

职业倦怠是一种常见的心理状态，可以通过积极应对来缓解和解决。要认识到职业倦怠的严重性，积极寻找解决办法，同时也要保持乐观积极的心态，相信自己能够克服困难并取得成功。

专家说

职业倦怠是指长期从事某种职业而产生的厌倦、疲惫的心理状态，常常表现为对工作失去热情和兴趣，对未来感到迷茫和无助。我们可以采取一些措施来应对。

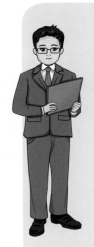

（1）正确认识职业倦怠：要认识到职业倦怠是一种正常的心理状态，很多人都会经历。产生职业倦怠时不要过于自责或沮丧，要理解这种状态是正常的，并积极寻找解决办法。

（2）调整工作状态：如果产生职业倦怠的原因是工作过于繁重或压力过大，可以尝试调整工作状态。例如，与上级沟通，协商减轻工作压力或减少一些工作任务。同时，也可以通过提高自己的工作效率和时间管理能力来更好地应对工作压力。

（3）重新审视自己的职业规划：如果产生职业倦怠的原因是自己的职业规划不够清晰或不够合理，可以重新审视自己的职业规划。重新评估自己的职业目标和发展方向，制订更加合理和可行的职业规划，以帮助自己更好地应对职业倦怠。

（4）寻求支持和专业帮助：与同事、家人或朋友分享自己的感受和困惑，寻求他们的支持和建议。他们可能会提供一些新的观点和建议，帮助我们更好地应对职业倦怠。如果职业倦怠的情况比较严重，已经影响到生活和工作，可以寻求专业帮助。例如，心理咨询师或职业顾问可以提供一些专业的建议和支持，帮助我们更好地应对职业倦怠。

（余善法）

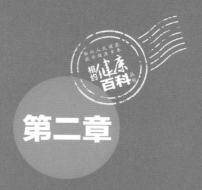

第二章

职场健康促进

一

职场控烟限酒

1. 为什么说"**无烟办公楼**"是上班族的**福音**

办公场所吸烟这样的"放松"方式害人害己。吸烟是全球第二大健康危险因素，每年直接导致 700 余万人死亡，间接导致 120 余万人死亡。国家卫生健康委员会发布的《中国吸烟危害健康报告 2020》显示，我国吸烟人数超过 3 亿，15 岁以上人群吸烟率为 26.6%，我国每年有 100 余万人因吸烟失去生命。因此，"无烟办公楼"是上班族的福音。

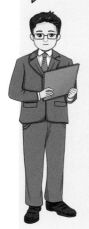

在办公场所吸烟不仅会对吸烟者造成严重的、全身性的健康损害，还会造成二手烟暴露，使其他"上班族"深受其害。

（1）吸烟的全身性健康损害：①吸烟是导致呼吸系统疾病的主要原因之一，同时增加了患心血管病和卒中的风险，吸烟产生的有害物质会损伤血管内膜，导致动脉硬化，从而增加心血管疾病的发生率；②吸烟是多种癌症的主要致癌因素之一，除了肺癌，吸烟还与口腔、食管、胃等多种部位的癌症相关联；③吸烟与牙齿问题（牙龈疾病、口臭、牙齿变色）、骨质疏松症、免疫系统功能减弱等相关。

（2）办公场所二手烟暴露：吸烟者释放的烟雾中

含有甲醛、尼古丁等一系列有害化学物质，造成了二手烟暴露。非吸烟者吸入这些化学物质，可增加罹患多种疾病的风险，如呼吸道感染、哮喘、肺癌等。同时，二手烟暴露与心血管疾病、卒中等疾病的发生有关，长期暴露会增加非吸烟者的患病风险，影响工作环境和个人健康。

健康加油站

2014年11月24日，国家卫生和计划生育委员会起草了《公共场所控制吸烟条例（送审稿）》向社会公开征求意见。送审稿明确，所有室内公共场所一律禁止吸烟。此外，体育、健身场馆的室外观众坐席、赛场区域等也全面禁止吸烟。

与此同时，全国各地也陆续完善公共场所控烟相关条例，并促进立法工作的实施，旨在减少吸烟造成的危害，维护公众健康权益，创造良好公共环境，提高城市文明水平。例如：2014年11月28日，北京市第十四届人民代表大会常务委员会第十五次会议表决通过《北京市控制吸烟条例》，该条例于2015年6月1日起实施；2016年11月11日，上海市第十四届人民代表大会常务委员会第三十三次会议通过《上海市人民代表大会常务委员会关于修改〈上海市公共场所控制吸烟条例〉的决定》；《成都市公共场所控制吸烟条例》自2023年1月1日起实施；2023年11月30日，珠海市第十届人民代表大会常务委员会第十八次会议通过《珠海经济特区公共场所控制吸烟条例》。

（吴　静）

2. 上班族如何做到**彻底戒烟**

　　当今社会，上班族常借烟草解压提神，但吸烟危害自身及他人健康。因此，对上班族而言，戒烟刻不容缓。戒烟并非易事，它涉及生理和心理的双重挑战。许多上班族在戒烟的道路上屡战屡败，往往是缺乏正确的方法和坚定的决心。但只要我们深入了解吸烟的危害，找到适合自己的戒烟方法并付诸实践，就一定能战胜烟瘾，迈向更健康的生活。

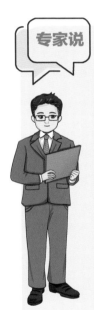

专家说

　　上班族要彻底戒烟，首先要深入了解吸烟对健康的危害，增强戒烟的紧迫感和决心。其次，要制订一个合理的戒烟计划，包括：①改变戒烟环境，及时处理吸烟用具，如香烟、打火机、烟灰缸，降低吸烟欲；②养成健康的生活习惯，戒烟期间多吃蔬菜水果，多饮水，适当地进行体育锻炼，保持充足的睡眠；③戒烟的第一个月内，最好远离吸烟场所，减少与吸烟者的社交接触；④逐渐减少吸烟量，设定戒烟日期。在此期间，若出现戒烟反应，可以寻求专业帮助，如咨询医生或加入戒烟团体。戒烟门诊作为"提供戒烟服务"的重要组成部分，可以帮助吸烟者进行专业化戒烟。

　　在彻底戒烟的环节中，防止复吸是非常重要的一环。在办公环境下久待后感到压力过大需要释放时，可以采取找朋友交流、听音乐等方式来避免压力的过度积压，从而避免复吸。在与同事沟通交流中碰上"吸烟社交"时，应牢记"吸烟有害健康"，表明自己

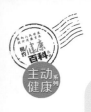

不吸烟的态度，婉言谢绝对方。即便复吸了，也不要给自己太大的心理压力，及时寻找专业医生沟通，反思原因，获得下一步的戒烟支持，制订新一轮的戒烟计划。

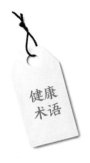

尼古丁戒断综合征： 也被称为戒烟反应，是戒烟者减少或停止尼古丁摄入后所经历的生理和心理症状。尼古丁是烟草的成瘾物质，长期摄入可使大脑对其产生依赖。戒烟时，尼古丁水平骤降导致神经系统失衡，引发焦虑、烦躁、失眠等症状。这些症状虽令人不适，但不会对身体造成长期伤害。通常，戒烟后第1周症状最为严重，3~4周后症状逐渐减轻至消失。

（吴　静）

3. 为什么上班族"进酒"不如"**戒酒**"，"戒酒"不如"**禁酒**"

职场中饮酒行为似乎是无法避免的，严重时还有劝酒现象。而这种"进酒"的做法会对人们的生理、心理以及人际与社会造成不良影响。长期饮酒可能会逐渐演变为嗜酒甚至酗酒，这不仅会进一步诱发多种疾病，而且还可能导致酒后交通事故，甚至滋生黄赌毒等不良事件，严重败坏纪律作风。故职场中应培养"戒酒"意识并酌情制定"禁酒"规定，控制饮酒行为，促进职场健康。

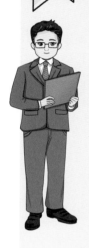

专家说

不饮酒是一种公认的健康生活方式，戒酒之后，超重与脂肪肝的发生风险会下降；睡眠质量提升，可使工作更加专注；同时，也可降低心血管疾病风险，使身体远离焦虑抑郁等情绪。《"十四五"国民健康规划》提出：要加强职业健康促进，推动用人单位开展职工健康管理，倡导健康工作方式。目前，职场饮酒带来了太多健康问题，每年全球死因中，饮酒是第七大致死和致残因素。其次，对于长期饮酒的人，戒酒时更容易出现酒精戒断综合征。要开展职场"戒酒"行动，具体有以下四种推荐方法。①认知法：采取影视、图片、讲座等方式，培养纠正不良饮酒行为的意识。②逐步减量法：有计划地戒酒，切忌一次戒掉，避免具有酒精依赖的人群出现戒断反应。③借助药物：针对酗酒者，在医生指导下使用药物是必要的。④家庭辅助：家庭成员营造良好的家庭氛围，监督戒酒行为。

禁酒是职场中的理想目标，制定制度规定可以从根源上杜绝不健康的职场习惯。《十八届中央政治局关于改进工作作风、密切联系群众的八项规定》中提到"不安排宴请"。简化接待工作，不让铺张宴请成为常态，更能提高工作效率。"禁酒令"若能在全国施行，职场作风也会更上一层楼。有硬性规定出台，能够使

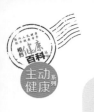

职场人彻底脱离"酒桌文化"的糟粕，并减少衍生的酒后问题。职场人更能专注工作，把握重心，打造良好的职场环境。

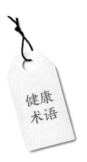

健康术语

酒精戒断综合征：指长期酗酒者会在停止饮酒的 12~48 小时后出现一系列症状和体征。常见症状有震颤、谵妄、抽搐、意识混乱和自主神经过度兴奋。有些人还会出现癫痫（酒精性癫痫或痉挛）发作。长期摄取酒精会形成耐受性与心理依赖，突然减少或中断酒精的摄取，心理与生理上会产生各种不舒服症状。这些症状可能会持续数周之久。

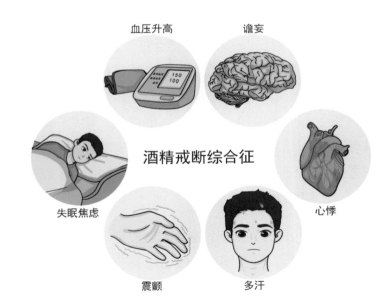

（吴　静）

4. 为什么有些人**吸烟**是"**雪上加霜**"

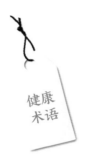

每个人都应该戒烟限酒，但对于工作中可能接触对呼吸系统产生危害或易导致某些癌症的职业病危害因素的人员来说，如果吸烟，两者会产生协同作用，对身体健康"雪上加霜"。

协同作用：某一物质或因素的作用效果由于其他物质或因素的存在而增强的现象。

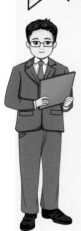

一方面，烟草产品如果被工作场所毒物污染，吸烟可增加毒物从呼吸道、消化道进入体内的风险；另一方面，烟尘微粒对气道的长期刺激可降低支气管黏膜上皮的纤毛运动，使吸入肺部的某些毒物排除困难。已知吸烟与许多金属、类金属、刺激性气体及有机毒物有协同作用。研究表明，熔铅工人如果吸烟，尿铅和血铅比不吸烟的工人高，这不仅是因为工作场所中吸进的烟雾中含有一定的铅，还由于吸烟损害了肺功能，抑制了肺对异物的清除能力；接触氯气与吸烟也有协同作用，影响工人肺功能；长期接触一氧化碳的

职业病危害因素 协同作用

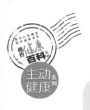

吸烟工人，血中碳氧血红蛋白量更高，心肌功能受到影响，容易产生脑缺氧；吸烟可加速易挥发的芳烃（苯、甲苯）、四氯化碳、酒精、乙醚从呼吸道吸收。此外，吸烟本身不仅可促进肺癌和其他部位癌瘤发生，而且还对一些职业性肿瘤的发生和发展起着促进作用。如吸烟的石棉作业人员患肺癌的概率更高；联苯胺作业工人中，吸烟者膀胱癌患病率更高；亚硝胺暴露与吸烟有协同作用；吸烟是矿工肺癌发病、死亡增加的原因之一；吸烟对砷、铍等所致的肿瘤也有协同作用。吸烟还可直接与工作场所的粉尘产生协同作用，加重肺部损害。因此，如果工作中接触到以上职业病危害因素，一定要尽快戒烟，吸烟会使健康状况"雪上加霜"。

（张巧耘）

5. 为什么有些人在**酒场**应该"**肝**"拜下风

当今社会，酒不仅仅是一种"助兴"的工具，更是一种表达"好客"的方式。然而，"小酌怡情"，若是酗酒，会对身体造成很大伤害，尤其是对于工作场所存在对肝脏有损害的毒物的人员来说，更是应该在酒场"肝"拜下风，以免加速对肝脏的双重伤害。

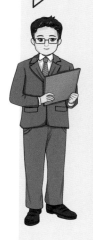

有的人认为"酒是粮食精，越喝越年轻"，其实是不对的。酒的有效成分是酒精。酒精进入体内，会对健康造成损害，如肝损伤、心血管疾病和癌症等。虽然饮酒量与肝损伤的量效关系存在个体差异，但酗酒一定会对肝脏造成损害。有些人的工作场所可能存在一些对肝脏有毒性的物质，称为亲肝毒物，任何人对这些毒物均无"免疫力"，病变的过程与接触剂量直接相关，一旦接触，可引起不同程度的肝细胞坏死、脂肪变性，肝硬化，甚至肝癌。根据毒性的强弱，亲肝毒物一般分为三类：①剧毒类，包括磷、四氯化碳、三硝基甲苯、丙烯醛、氯萘等；②高毒类，包括砷、汞、锑、苯胺、氯仿、二甲基甲酰胺、砷化氢等；③低毒类，包括二硝基酚、乙醛、有机磷、丙烯腈、铅等。此外，酒精还能和卤代烃类如四氯化碳、氯仿等结合增加其毒性，因此，如果个人在工作中会接触到以上毒物，酒桌上一定要控制饮酒量，尽量少喝或不喝酒，避免肝脏超负荷运转。

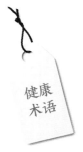

健康术语

职业性中毒性肝病： 指在职业活动中，因短期接触较大量或长期密切接触肝脏毒物而引起的以肝功能损伤为主要表现的中毒性疾病。职业性急性中毒性肝病除发生在以肝脏为主要靶器官的中毒病例外，同时可在以其他系统或器官为主要靶器官的中毒病例中发生，并可在病程中延迟发病。

（张巧耘）

二

健康体检
与筛查

6. 为什么开展

职业健康监护 很重要

职业健康监护是以预防为目的，根据劳动者的职业接触史，通过定期或不定期的医学健康检查和健康相关资料的收集，连续性地监测劳动者的健康状况，分析劳动者健康状况变化与所接触的职业性有害因素的关系，并及时地将健康检查资料和分析结果报告给用人单位和劳动者本人，以便及时采取干预措施，保护劳动者的职业健康。依法开展职业健康监护工作，保护劳动者的健康，是用人单位履行《中华人民共和国职业病防治法》，防治职业病的重要内容。

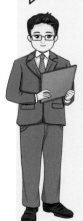

专家说

职业健康监护的重要性主要表现在以下几个方面：①早期发现职业病、职业健康损害和职业禁忌证，从而及时采取防治措施；②追踪观察职业病及职业健康损害的发生、发展规律及分布情况，为制定职业病防治策略提供数据支持；③评价职业健康损害与作业环境中职业病危害因素的关系及危害程度，为改善工作环境提供依据；④识别新的职业病危害因素和高危人群，及时采取措施降低职业病发生风险；⑤进行目标干预，包括改善作业环境条件，改革生产工艺，采用有效的防护设施和个人防护用品等；⑥评价预防和干预措施的效果，指导制定更有效的预防策略；⑦为卫

生政策和职业病防治对策的制定或修订提供理论基础，促进职业健康管理工作的持续改进和发展。

因此，职业健康监护对于保障劳动者的职业健康，提高劳动者作业能力，预防职业病以及改善劳动条件具有重要意义。

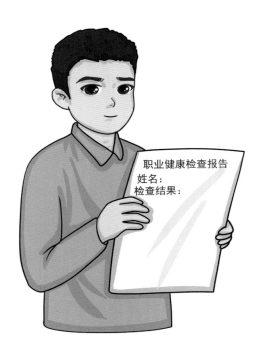

（曾　强）

7. 为什么参加了普通招工体检还要再做 岗前职业健康检查

普通招工体检通常是为了评估求职者的基本健康状况，以确定他们是否适合从事一般性质的工作。岗前职业健康检查是职业健康检查的一种类别，针对的是特定工作环境和职业风险，旨在对拟从事接触职业病危害作业的劳动者在上岗前进行职业健康检查，检查后根据劳动者的身体健康状况确定是否适合从事将要上岗的工种，避免职业病危害因素对劳动者身体造成损伤，预防职业病的发生。

专家说

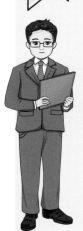

岗前职业健康检查与普通招工体检的检测指标不同，必须安排接触职业病危害因素的劳动者进行岗前职业健康检查，这既是保护劳动者健康的需要，也是法律法规的要求。

岗前职业健康检查有助于掌握劳动者上岗前的健康状况，同时也可避免用人单位招入有职业禁忌证或已经有职业健康损害的劳动者。岗前职业健康检查旨在发现职业禁忌证，可以确定员工是否适合从事特定的有害作业。同时，岗前职业健康检查可以了解员工的身体健康状况、患病史等，建立基础健康档案。这有助于跟踪和监测劳动者的健康状况变化，及时发现

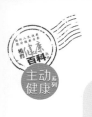
和处理健康损害，为日后的健康管理和医疗服务提供重要的参考依据。

劳动者拒绝进行岗前职业健康检查可能会导致劳动者在职业环境中暴露于潜在的职业病危害因素，更易发生职业健康损害，增加职业病发病风险，影响劳动者的劳动能力和健康。另外，拒绝进行岗前职业健康检查违反《中华人民共和国职业病防治法》，当出现职业损害时可能无法获得法律上的有效保护，包括工伤赔偿、医疗保障和其他相关权益。

参加普通招工体检后再进行岗前职业健康检查是为了确保劳动者在特定职业环境中的健康与安全，因此，参加了普通招工体检后仍然需要做岗前职业健康检查。

（曾　强）

8. 为什么一般的健康体检不能代替**职业健康检查**

职业健康检查是医疗卫生机构按照国家有关规定，对从事接触职业病危害作业的劳动者进行的上岗前、在岗期间、离岗时的健康检查，该类别的健康检查是法律要求的。一般健康体检指通过医学手段和方法对受检者进行身体检查，了解受检者健康状况，早期发现疾病线索和健康隐患的诊疗行为，没有法律强制性要求。

专家说

职业健康检查与一般健康体检在受检人群、检查目的、组织形式等方面都存在明显差别，如表 2-1 所示。

表 2-1　职业健康检查与一般健康体检对比

内容	职业健康检查	一般健康体检
受检人群	接触粉尘、噪声等有毒、有害因素的劳动者	任何人
检查目的	筛查职业病、疑似职业病、职业禁忌证及可能的其他疾病和健康损害	了解受检者健康状况，早期发现疾病线索和健康隐患
组织形式	必须由用人单位签订委托协议书或出具单位介绍信，提供用人单位基本情况、工作场所职业病危害因素种类及其接触人员名册、岗位或工作、接触时间等相关资料	无特殊要求
诊断依据	GBZ 188—2014《职业健康监护技术规范》	临床诊断相关技术规范
开展周期	依据不同职业病危害因素的性质、工作场所有害因素的浓度或强度、目标疾病的潜伏期和防护措施等决定	无特殊要求
技术要求	已在省级卫生健康主管部门备案、开展职业健康检查的医疗卫生机构	各级医疗卫生机构
体检结论	劳动者是否患有疑似职业病、存在职业禁忌证，是否适宜从事特定的作业岗位	被检者检查项目是否存在异常，从而评估其健康状况以及患病情况等
处理办法	如发现患有职业健康损害或存在职业禁忌证，给予治疗建议，以及提供是否调离工种 / 岗位，或进行职业病诊断等建议	如发现受检者健康异常，给予治疗建议

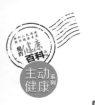

健康加油站

接触职业病危害因素的劳动者应该参加职业健康检查。劳动者在工作的不同阶段需要进行相应的体检。

上岗前职业健康检查应在从事有害作业前完成。主要目的是发现职业禁忌证，掌握劳动者上岗前的健康状况和建立基础健康档案。

在岗期间职业健康检查是对长期从事接触职业病危害因素的劳动者进行的健康检查，目的在于及时发现劳动者的健康损害。

离岗时职业健康检查是指劳动者在准备调离或脱离所从事的职业病危害作业时所进行的健康检查。若劳动者接触的职业病危害因素具有慢性健康影响，以及所致职业病有较长潜伏期，脱离接触后仍有可能发生职业病，离岗后需进行医学随访检查，以便分清健康损害的责任。

当发生急性职业病危害事故时，应根据事故处理的要求，及时组织遭受或可能遭受急性职业病危害的劳动者进行健康检查。

（曾　强）

9. 为什么不同接害人群的
职业健康检查周期不一样

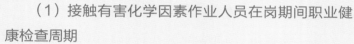
职业健康检查的周期是指多长时间进行一次职业健康检查，通常根据职业病危害因素的性质、工作场所有害因素的浓度或强度、目标疾病的潜伏期和防护措施等因素决定，多为每年 1 次，也有每 2~3 年 1 次或每 5 年 1 次。

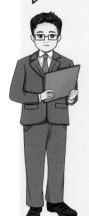

（1）接触有害化学因素作业人员在岗期间职业健康检查周期

1）铅及其无机化合物：在岗期间血铅 400~600μg/L，或尿铅 70~120μg/L，每 3 个月复查血铅或尿铅 1 次；血铅 <400μg/L，或尿铅 <70μg/L，每年体检 1 次。

2）锰及其无机化合物：每年体检 1 次。

3）苯：每年体检 1 次。

4）三氯乙烯：上岗后前 3 个月，每周皮肤科常规检查 1 次；职业健康检查每 3 年 1 次。

5）氯气：每年体检 1 次。

6）一氧化碳和硫化氢：每 3 年体检 1 次。

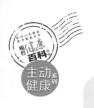

（2）粉尘作业劳动者在岗期间职业健康检查周期

1）游离二氧化硅粉尘：生产性粉尘作业分级为Ⅰ级，每2年1次；生产性粉尘作业分级为Ⅱ级及以上，每年1次；X射线胸片表现为观察对象者，每年1次，连续观察5年，若5年内不能确诊为硅肺患者，按照上述规定执行；硅肺患者原则每年检查1次，或根据病情随时检查。

2）煤尘：生产性粉尘作业分级为Ⅰ级，每3年1次；生产性粉尘作业分级为Ⅱ级及以上，每2年1次。X射线胸片表现为观察对象者，每年1次，连续观察5年，若5年内不能确诊为煤工尘肺患者，按照上述规定执行；煤工尘肺患者原则每1~2年检查1次，或根据病情随时检查。

3）石棉粉尘：生产性粉尘作业分级为Ⅰ级，每2年1次；生产性粉尘作业分级为Ⅱ级及以上，每年1次。X射线胸片表现为观察对象者，每年1次，连续观察5年，若5年内不能确诊为石棉沉着病（俗称"石棉肺"）患者，按照上述规定执行。石棉肺患者原则上每年检查1次，或根据病情随时检查。

（3）接触有害物理因素作业人员在岗期间职业健康检查周期

1）噪声：作业场所噪声8小时等效声级≥85dB，每年1次；作业场所噪声8小时等效声级≥80dB，<85dB，每2年1次。

2）高温：每年1次，应在每年高温季节到来之前进行。

3）紫外辐射和微波：每2年1次。

（4）接触有害生物因素作业人员在岗期间职业健康检查周期

1）布鲁氏菌：每年1次。

2）炭疽杆菌：每2年1次。

3）其他职业性有害因素接触作业人员职业健康检查周期参考 GBZ 188—2014《职业健康监护技术规范》。

（5）发生急性职业病危害事故后的职业健康检查周期

《中华人民共和国职业病防治法》规定，发生或者可能发生急性职业病危害事故时，对遭受或者可能遭受急性职业病危害的劳动者，用人单位应当及时组织救治、进行健康检查和医学观察。

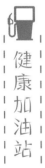

健康加油站

由于尘肺病的胸部X线片表现并不是特异性改变，尤其是早期轻度的X线片影像学改变，病变性质及演变情况常需要通过一定的医学动态观察才能确定是否为尘肺病的改变。因此，粉尘作业人员在职业健康检查时发现胸部X线片有不能确定的尘肺样影像学改变时，其性质和程度需要在一定期限内进行动态观察，应列为观察对象。

（曾　强）

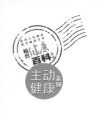

10. 为什么**下夜班**当天**不能**去做职业健康检查

生物钟紊乱

生物钟是生物体生命活动的内在节律性表现。夜班工作通常安排在晚上到凌晨时段，与正常生理作息相悖，容易导致生物钟紊乱。这种紊乱会影响人体的正常代谢过程，使得体内生理指标发生变化，从而影响职业健康检查结果的准确性。

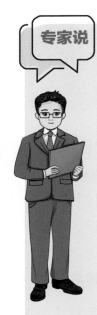

专家说

职业健康检查根据 GBZ 188—2014《职业健康监护技术规范》进行，覆盖了体格检查、尿常规检查、血常规检查、肝功能检查、肾功能检查、心电图检查等，根据劳动者接触的危害因素开展相应的检查项目。夜班工作时，由于需要在非常规作息的时间段内保持高度的警觉性和工作效率，因此劳动者会有较大的精神压力和身体负担，进而影响内分泌、神经和免疫等多个系统的正常功能，夜班工作结束当天进行职业健康检查，可能会出现心率加快、血压异常、糖代谢异常、皮质醇浓度升高、转氨酶异常等情况，影响检查结果。因此，应避免在下夜班当天进行职业健康检查，应待充分休息后，身体处于相对稳定的状态时再进行检查。

此外，一些职业健康检查需要脱离作业环境一定时间后再进行。例如，噪声作业劳动者的职业健康检查，劳动者电测听检查前应脱离噪声环境 48 小时。因为在噪声环境下作业会出现暂时性听阈位移，脱离噪声环境 1 小时至数十小时后才能恢复到原本的听力水平，如果下班后立即去进行电测听检查，结果会有较大误差，影响检查真实性。

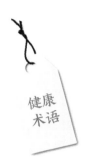

暂时性听阈位移： 指劳动者接触噪声后出现听阈水平变化，脱离噪声环境后，经过一段时间听力可以恢复到原来水平。

（曾　强）

11. 为什么有**职业禁忌证**时必须要**调离**原岗位

职业禁忌证是指劳动者从事特定职业或者接触特定职业病危害因素时，比一般职业人群更易于遭受职业病危害和罹患职业病，或者可能导致原有自身疾病病情加重，或者在作业过程中诱发可能导致对他人生命健康构成危险的疾病的个人特殊生理或者病理状态。换言之，职业禁忌证是指不宜从事某种作业的疾病或病理、生理状态。例如接触铅作业工人的职业禁忌证为贫血、神经系统器质性疾患、肝肾疾患及心血管系统器质性疾患。

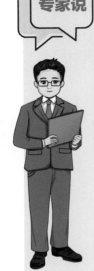

专家说

上岗前和在岗期间职业健康检查可以发现有职业禁忌证的劳动者，将不适合从事该作业的劳动者筛查出来，避免劳动者从事其所禁忌的作业，减少或消除对易感劳动者的健康损伤，减轻职业病危害后果，保护劳动者健康，减少用人单位的经济损失和社会负担，对职业病的防治有重要意义。如果发现劳动者存在职业禁忌证，必须调离原岗位，主要存在以下两方面的原因。

一方面，劳动者如继续从事其所禁忌的作业，将会比无职业禁忌证的劳动者更容易罹患职业病，一旦发展为职业病，可造成劳动者丧失或部分丧失劳动能力。职业病治疗困难，且多数职业病无法根治，预后负担较重。一旦造成职业病将伴随劳动者终身，影响患者的生命质量，预后成本较高，对社会和个人造成较大的经济负担。另一方面，用人单位如果继续安排有职业禁忌证的劳动者从事其所禁忌的作业，将面临较大法律风险。《中华人民共和国职业病防治法》第三十五条第二款规定，不得安排有职业禁忌的劳动者从事其所禁忌的作业；对在职业健康检查中发现有与所从事的职业相关的健康损害的劳动者，应当调离原工作岗位，并妥善安置。依据《中华人民共和国职业病防治法》第七十五条第七项，违反本法规定的，由卫生行政部门责令限期治理，并处五万元以上三十万元以下的罚款；情节严重的，责令停止产生职业病危害的作业，或者提请有关人民政府按照国务院规定的权限责令关闭。因此，有职业禁忌证劳动者的调岗具有法定强制性，不论员工同意与否都应调离。用人单位应正确安置有职业禁忌证的劳动者，避免职业病危害的风险，从而切实保护好劳动者的职业健康。

（曾 强）

关键词 离岗时职业健康检查

12. 为什么不参加**离岗时职业健康检查**不能辞职

离岗时职业健康检查，是指那些从事可能接触职业病危害因素的作业的工人，在他们准备停止这类作业或离开相关岗位时，以及那些即将解除或终止劳动合同的劳动者（包括离职、退休、调离的人员），所需要进行的职业健康检查；主要目的是确定劳动者在停止接触职业病危害因素时的健康状况。

专家说

离岗时职业健康检查与上岗前、在岗期间职业健康检查同等重要，劳动者不能因为即将离开该企业或以后不从事此类工作了，便不进行离岗时体检。进行离岗职业健康检查受益的是劳动者和用人单位双方。

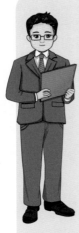

《中华人民共和国职业病防治法》规定：对未进行离岗前职业健康检查的劳动者不得解除或者终止与其订立的劳动合同。因此，用人单位安排从事接触职业病危害作业的劳动者进行离岗职业健康检查是其法定义务，该项义务并不因劳动者与用人单位协商一致解除劳动合同而免除。

对于劳动者而言，离岗前的职业健康检查可以评估劳动者是否因从事某项作业而出现了职业健康损害，能很好地了解离开工作岗位时的健康状况和变化是否与职业病危害因素有关，对后期工作的规划有一定的参考性。劳动者离岗时未进行职业健康检查，离岗后出现职业健康病损，则难以确定病因，也不能申请职业病诊断和工伤鉴定。例如，某劳动者长期从事电焊作业，经常接触噪声、粉尘、紫外线、锰及其化合物等职业性有害因素，离岗时未接受职业健康检查，入职其他企业时进行上岗前职业健康检查发现有听力下降，依据《职业性噪声聋的诊断》（GBZ 49—2014），虽然不能诊断为职业性噪声聋，但属于噪声作业的职业禁忌证，不适合从事噪声作业，因此该劳动者不可再从事电焊作业。大多数职业病，如尘肺病、慢性苯中毒、噪声聋等均有很长的潜伏期，接触职业性有害因素的量越大，劳动者出现某种特定的生物学效应越明显。同时，由于接触情况不同和个体差异，不同接触人群的发病特征不同，因此，离岗时职业健康检查对保护劳动者的权利十分重要。

离岗时职业健康检查也能帮助用人单位清楚地了解劳动者离开岗位时的健康状况，分清劳动者健康损害的责任，规避责任风险，为日后保护自身合法权益提供了依据。

因此，拒绝接受离岗时的职业健康检查可能导致劳动者失去用人单位对其健康状况负责的保护，同时也可能使用人单位难以辨别劳动者健康问题的责任归属，增加双方纠纷的可能性。

（曾 强）

13. 为什么绝大多数**职业性肿瘤**可以早期**筛查**发现

职业性肿瘤是指劳动者在劳动过程中长期接触致癌因素，经过较长的潜伏期而患的某种特定肿瘤。职业性致癌因素包括化学性、物理性和生物性致癌因素，最常见的是化学性致癌因素。职业性肿瘤与一般肿瘤在临床表现及诊断、治疗方面无太大差异，但职业性肿瘤的发病年龄较小，潜伏期更短，为 12~30 年，且具有固定的好发部位和明确的病因，这为预防与控制职业性肿瘤创造了更为有利的条件。

在职业性肿瘤中，呼吸道肿瘤占比极高。常见的致癌职业病危害因素有砷、石棉、煤焦油类物质、氯甲醚类、铬、镍、芥子气、异丙油、放射性物质、硬木屑、氯丁二烯、甲醛等。胸部影像学检查、痰液细胞学检查以及癌胚抗原（CEA）、细胞角质蛋白19片段抗原21-1（CYFRA 21-1）等肿瘤标志物检测是筛查肺癌等呼吸道肿瘤的常用方法。

职业性皮肤癌是最早发现的职业性肿瘤，约占人类皮肤癌的10%。职业性皮肤癌与致癌物的关系是最直接、最明显的，经常发生在暴露部位和接触局部。能引起皮肤癌的主要职业病危害因素有煤焦油、沥青、蒽、木馏油、页岩油、杂酚油、石蜡、氯丁二烯、砷化物等，其中煤焦油类物质所致接触工人的皮肤癌最多见。定期的检查和皮肤生物组织检查有助于早期筛查发现职业性皮肤癌。

职业性膀胱癌在职业性肿瘤中占有相当地位，膀胱癌的死亡病例中有20%~27%可找出可疑致癌物的接触史。主要致膀胱癌的职业病危害因素为芳香胺类。定期检查尿沉渣中的脱落细胞及膀胱肿瘤抗原（BTA）和核基质蛋白22（NMP-22）是早期筛查发现职业性膀胱癌的常用方法。

劳动者可以通过以下方法预防职业性肿瘤：①加强职业健康知识学习，了解自己劳动过程中接触的职业病危害因素，规范操作，做好个人防护，避免或减少接触各种职业相关致癌因素。②做好个人卫生，工作服应集中清洗，禁止穿戴回家。③保持良好的生活习惯，戒烟限酒，许多致癌物与吸烟及饮酒行为有协同作用，吸烟及饮酒会增加致病风险。④平时注意合理膳食，注意休息，保持心情愉悦。⑤了解职业病防治法律法规，按规定定期参加职业健康检查，条件允许的，可自行增加肿瘤早期效应指标的筛查。

如何预防职业性肿瘤

（曾　强）

三

工作压力管理

14. 为什么有的人感到工作"**压力山大**"

很多人认为，工作压力完全是由单位强加给个人的，其实不然。压力是主观和客观交互作用产生的。同样的工作量，有人驾轻就熟，有人负重前行。当所在工作岗位的要求与个人的能力、资源或需求不匹配时，人们会感到工作"压力山大"，出现一系列生理和心理反应，这样的反应若持续存在，可导致身心健康损害。

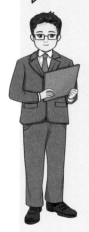

适度的工作压力可以激发人的潜能，化"压力"为"动力"，提高生产效率，而长期"压力山大"会引起个体生理、心理和行为的变化。生理变化主要是躯体不适，如血压升高，心率加快，对疼痛敏感，胃肠功能紊乱等，持续压力很有可能压垮身体的免疫系统，换句话说就是更容易生病；心理异常反应主要表现在情感和认知方面，出现抑郁、焦虑，易怒，缺乏合作，人际关系紧张，工作满意感低；持续工作压力还会导致行为异常，表现为酗酒，频繁就医，滥用药物，食欲缺乏，敌对行为，逃避工作，消极怠工，旷工和缺勤等；员工工作压力过大会导致安全生产事故风险增高，生产能力下降，工作效率低下等。

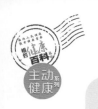

　　工作压力可能来自方方面面，如工作场所的企业文化、组织氛围、工作制度、管理方式等，这些都会影响人们的身心健康、价值取向和行为准则。如果工作超负荷，工作要求高，共事者苛刻、挑剔，自感付出多回报少、职业发展不顺、人际关系紧张等，打破了原有的平衡和负荷能力，或者超过了个体的能力所及，个体就会体会到工作压力。工作压力还与个人特质密切相关，譬如不能自我肯定，自我价值感较低，非常在意别人的看法，常认为自己被伤害，常怨天尤人，怨恨自己不如人，过度追求完美等，这些均易使个体感到工作压力。

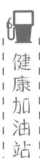

　　可采用科学的压力管理方法应对工作压力：改善工作场所环境，增加绿色植物，整理办公桌，使之简洁有序，摆放家人照片提升工作动力；学会积极正向的思维方式，养成客观辩证的思维习惯，"兵来将挡、水来土掩"；运动有助于预防和缓解工作压力导致的焦虑、抑郁等负面情绪，户外运动比室内运动效果好；不要以被人称为"工作狂"为荣，自感工作压力过大时需要转移精力，暂时避开压力源，重新调整和确定追求和目标，或者给自己放假，彻底放松。总之，不要长期自我强迫、超负荷工作，真正做到快乐工作，享受生活。

（张巧耘）

15. 为什么有的人总是
手忙脚乱疲于应对

工作中有的人总能有条不紊、井然有序，体现出气定神闲，得心应手，而有的人总是神色匆匆，眉头紧锁，整天焦头烂额，终日疲于应对……其中除了能力差异外，更重要的在于有效的时间管理。

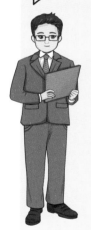

专家说

时间管理非常重要的方法是"四象限法则"，由著名管理学家史蒂芬·科维提出。

将工作中要做的事从重要和紧急两个方面按不同程度划分，可以分成四个象限。

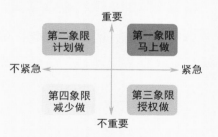

重要

第二象限
计划做

第一象限
马上做

不紧急 ← → 紧急

第四象限
减少做

第三象限
授权做

不重要

第一象限是紧急而重要的事情，应该马上做。如果工作总是有紧急又重要的事情要做，说明在时间管理上存在问题，应设法减少它。

　　第二象限的事件不具有时间上的紧迫性，但是影响重大，需要提前按照计划实施。对于这类事件，应该提前规划，尽可能地把时间花在重要但不紧急的事情上，这样才能减少第一象限的工作量。

　　第三象限的事件紧急但不重要，可以授权别人去做。

　　第四象限是不重要也不紧急的事情，要尽量少做。

　　工作中面对千头万绪的事，在一段时间内尽量专心做一件事。学会提前规划，分清主次，早做准备。对那些能事先估计到的重要事情，及早采取措施，做到"一切尽在掌握"；同时，需要养成"今日事今日毕"的习惯，否则日积月累，包袱越来越多，迟早将自己压垮；要拒绝拖延症，遇到有难度的不紧迫但重要的事情，应该强迫自己立刻开工，不要等到紧迫又重要时再被迫面对，造成巨大的心理压力。做好时间管理，让工作变得井井有条。

　　同时，要适时调整自己的职业规划，评估自身能力和资源，目标不能定得太高，否则会常觉时间不够用，只能牺牲休息时间，易导致长期失眠、缺乏与亲人相处时间，降低了生活质量。

（张巧耘）

16. 为什么在职场不能
乱发脾气

在职场中遭遇不公平对待时，选择隐忍还是正面反击？选择本身无关对错，只与情绪相关。能控制情绪，用恰当的方式处理负面事件，对于职场人是至关重要的。不分场合乱发脾气，将会影响到人际关系和职场发展。

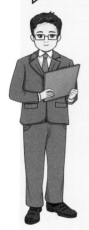

情绪是影响我们正确决策的"幕后推手"，能使我们快速、有效地理解当前处境，权衡利弊，作出最符合"性价比"的决定。情绪在工作中对于选择和决策产生能动作用，积极的情绪能够鼓励我们增长见识、把握机遇，适度消极的情绪能引导我们注意潜在危险，及时脱离险境。尽管情绪非常重要，但在职场，不能肆无忌惮地表达情绪，需要了解自我情绪状态，并学会掌控与利用。

把控自身角色定位，关注自身能够影响的事物，不为超出能力范围的事而过度反应，"不以物喜，不以己悲"。必要时适度可控地表达自己的负面情绪，敞开心扉，就事论事。学会以"苍蝇视角"看待事件，与"我"拉开一点距离，不要本能地以第一人称角度看待问题，不仅有助于平复负面情绪、增强自制力，还能

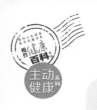

帮助我们更专注于大局；学会以榜样视角看待事件，设想如果把遇到的矛盾告诉你的职场偶像，他的处理方式会是怎样；学会以未来视角看待事件，想象多年之后，回望今天，是否值得"发飙"。

健康加油站

当人处于饥饿、疲劳、睡眠不足、身体不适等状态时，更容易脾气暴躁，因此需要调整自己的身体状态，提升控制情绪能力。深呼吸可以在短时间内化解急躁脾气，放松大脑，防止负面情绪的形成。

学点积极心理学知识，发展积极品质，坚信"君子和而不同"，包容并理解他人。设置自己的"减压阀"，如暂离矛盾区，不要沉浸在负面情绪中不能自拔，让身心放松，更高效地投入工作。

一旦情绪失控，需要及时修复，运用道歉的力量。适时道歉可以成为一扇窗口，使我们洞悉维护人类尊严的情感与行为，避免负面情绪导致嫌隙与彼此憎恨。

对于实在无法达成的目标或要求，不要再勉强，让自己活得洒脱一些，学会与自己和解，实现由屈从情绪到驾驭情绪的飞跃，让坏情绪随风而逝。

（张巧耘）

17. 怎样才能**获得**领导和同事**支持**

个人的能量是有限的，人的社会属性决定了在职场需要从所拥有的社会关系中获得精神上和物质上的支持，包括情感支持、信息支持、物质援助和服务，等等。社会支持是个人的重要资源，不仅能提升个人的职场抗压能力，同时也有助于职场发展。

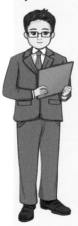

不是所有人都能轻松获得社会支持，容易使人获得社会支持的特质有如下几方面：能够展示自信，目标明确，说话平稳有力，会比较容易得到别人的认可和追随。要了解别人需求，尽量将个人的需求和对方保持一致，将对方的想法纳入计划，邀请其一起参与，寻求双方的利益共同点，成为合作共赢的团队。必要的"示弱"可以向别人明确你需要怎样的帮助，让人产生"助人为乐"的满足感和被需要的价值感。让自己变成幽默有趣的人，避免情急浮躁、性情冷漠、刚愎自用、以自我为中心，学会调侃自己的不足，增加个人魅力，增强付出和获得爱的能力。

工作中与领导、同事打交道，学会使用非暴力沟通方式，包括观察、感受、需要、请求四个方面。具体而言，就是不带评论地观察，用具体的语言去表达

关键词

社会支持　非暴力沟通　人际关系

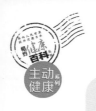

感受，直接说出自己的需求，以及提出具体的请求。有效的沟通可以减少很多不必要的隔阂和误解，加强彼此认可与信任。沟通中不要试图改变他人来迎合自己，也不是过度迎合"阿谀奉承"，而是尊重彼此的感受，兼顾双方的需求。

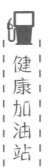

人际关系是双向的，学人者人恒学之，助人者人恒助之，敬人者人恒敬之，爱人者人恒爱之，正所谓"爱出者爱返，福往者福来"。要想获得领导和同事的支持，重要的是自身要做个热心人，多关心和帮助身边同事，只有对别人表示真正的关注，才能让别人对你也感兴趣。不仅要"雪中送炭"，同时也要"锦上添花"，远离嫉妒，甘为他人"铺路搭桥"。在一些情况下，需要摆正心态，了解对方的真实需求，无条件地服务他人，纯粹因为自己能做到而去做，享受去做的过程，全力以赴去做，不求回报则坦然心安。

不要认为工作中所有人都会喜欢你，学会拥有被讨厌的勇气，"世界虐我千万遍，我待世界如初恋"，让自己活成一道光一团火，去温暖也改变周遭，用自尊赢得别人的尊重。在自己的心里，建造一个完全独立于外界所有力量的自尊体系，设立边界感，构建积极的人际关系，获得最大化的社会支持。

（张巧耘）

18. 为什么年纪轻轻加班后

猝死

常认为年龄越大，发生心肌梗死猝死的风险就越高。然而，对于似"青枝绿叶"的年轻人，如果长期加班熬夜，会改变人体的生物钟，打乱生物节律，引起体内激素和微环境的变化，使交感神经处于应激状态，加之工作压力大，伴有不规律饮食和吸烟等不良习惯，易导致急性心肌梗死。

专家说

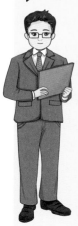

世界卫生组织和国际劳工组织对长时间工作导致的生命和健康损失分析结果显示：2016 年，由于每周工作 55 小时或以上，74.5 万人死于脑卒中和缺血性心脏病，较 2000 年增加了 29%；与每周工作 35~40 小时相比，每周工作 55 小时或以上的人患脑卒中的风险估计增加 35%，死于缺血性心脏病的风险增加 17%。相较于老年人，年轻人一旦发生心肌梗死，其死亡风险也并不低。因为很多老年人有慢性冠心病病史，他们对于心肌梗死症状比较了解，警惕性较高，一旦有问题，容易迅速采取措施；并且老年慢性冠心病患者长期治疗，可以稳定斑块，并可能使冠状动脉长出侧支血管，具有一定的保护作用。相反，年轻人长期加班后如果出现心肌梗死不典型症状，一般意识不到是心脏的问题，会认为是过度劳累的缘故，错误

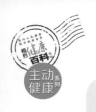

地采取休息的措施以求缓解。同时，由于没有慢性冠心病的基础，年轻人往往没有侧支循环加以保护，这种情况下如果得不到及时救治，发生猝死的概率是很高的。

猝死看似遥远，其实就在身边。有数据显示，我国每年猝死人数高达 55 万，且有年轻化趋势。一般发生猝死前，身体都会"拉警报"，最易感知的信号就是疼痛，当感觉胸部剧烈、紧缩、压榨性疼痛，并放射到左肩、左前臂内侧、左颈部或上腹部，或感觉透不过气时，一定要提高警惕，及时就诊。

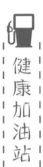

健康加油站

国际劳工组织将劳动者一周工作时长超过 48 小时定义为长工时。我国《国务院关于职工工作时间的规定》明确"职工每日工作 8 小时，每周工作 40 小时"。《中华人民共和国劳动法》第四十一条规定：用人单位由于生产经营需要，经与工会和劳动者协商后可以延长工作时间，一般每日不得超过一小时；因特殊原因需要延长工作时间的，在保障劳动者身体健康的条件下延长工作时间每日不得超过三小时，但是每月不得超过三十六小时。

（张巧耘）

19. 为什么要学习**心理危机干预**知识

生活不可能总是阳光灿烂，偶然也会出现狂风暴雨，如单位裁员、亲人意外、婚姻解体、交通事故，等等。当遭遇这类重大事件时，很多人感到无所适从甚至出现思维和行为紊乱，进入一种失衡状态。如果危机超过自己的应对能力，容易被危机击垮，因此，我们要学习心理危机知识，提升自己应对危机的能力，同时也可学会识别心理危机高危人群，助人助己。

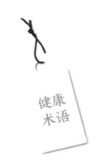

关键词

心理危机

心理危机： 指面临重大事件或遭遇时，运用可调动的资源和应对机制仍无法解决困难时心身失衡的紧急状态。

专家说

危机常常伴随人的一生，没有任何一个人能够完全免除危机状况。因此，我们要学会坦然面对危机，提升抵抗心理危机事件的能力。一般来说，人们遇到创伤事件会经历五个阶段，依次为否认、愤怒、讨价还价、抑郁和接受，每个阶段每个人经历的时间长短不一。明白了这些心理特点，平时要注意储备幸福感，学会尽量缩短前四个阶段的持续期，正确面对，迅速反应，积极寻求社会支持，重新规划未来的生活，承

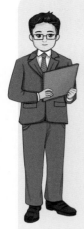

认危机并接受悲痛是从中恢复的第一步。

　　一旦无法应对危机，人们容易陷入绝望并产生结束生命的意图，这通常会伴随着九大征兆的出现，这些征兆被概括为"六变三托"。"六变"具体包括：性情改变，如原来阳光开朗的人变得孤僻和害羞；行为改变，指该做的事不做，做自己不应该做的事，如一反常态经常上班迟到；花钱改变，如一向吝啬的人突然大量捐款；言语改变，如热衷讨论来生等；身体改变，如突然身患重病或残疾；环境改变，如工作调整、晋升受挫、天灾人祸等。"三托"包括托人、托事、托物：托人指突然向亲友嘱咐加强照顾某人，托事指突然把自己的重大事件委托他人完成，托物指突然将贵重物品或宠物送人。一旦亲朋或同事出现这些情况，一定要多加关爱。

（张巧耘）

四

办公室健康

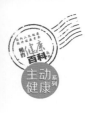

20. 为什么在办公室**久坐**不动会伤身

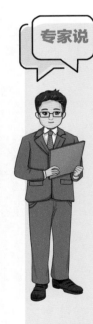

在办公室久坐不动会导致身体长时间处于静止状态，缺乏运动会导致肌肉僵硬、血液循环不畅、代谢减慢，从而增加患心血管疾病、肥胖、糖尿病等疾病的风险。此外，长时间盯着电脑屏幕容易导致眼睛疲劳和颈部、背部疼痛。因此，久坐不动会对身体健康造成负面影响，需要及时采取措施改善这种状态，以保持身体健康。

专家说

一项来自《柳叶刀》的研究发现，与每天久坐 ≤2 小时的人相比，每天久坐 >6 小时的人患 12 种慢性病的风险增加 26.7%，包括缺血性心脏病、糖尿病、慢性阻塞性肺疾病、哮喘、慢性肾脏病、慢性肝病、甲状腺疾病、抑郁、偏头痛、痛风、类风湿性关节炎、憩室疾病（指胃肠道内的一种以囊状突起为主要病灶的消化道疾病）。

如何缓解久坐不动带来的身体不适？

（1）保持正确的坐姿：应该保持身体直立，双脚平放在地面上，双手放在桌子上。同时，为了保护腰部，需要确保有足够的支撑。如果需要长时间坐着，选择一把舒适的椅子会让我们更加放松。

（2）定期起身活动：每隔一段时间起身走动、伸展身体，有助于缓解肌肉僵硬和血液循环不畅。

（3）定时休息：每隔一段时间离开电脑屏幕，进行短暂的休息，有助于缓解眼睛疲劳和颈部、背部疼痛。

（4）饮食调节：多吃海藻类食物、地下根（茎）类食物、新鲜蔬菜及时令水果等，这些物质中所含有的丰富的膳食纤维可增进肠道蠕动，缩短食物通过的时间，使食物中所含有害物质接触肠黏膜的机会减少，还可吸附带走部分有害物质，减少毒害。

（5）推荐三套训练动作：①靠墙站立，头颈部靠墙，肩部水平外展，屈肘，双臂沿墙面缓慢上下移动，一组 10 次，每天 2~3 组；②站立位拉伸股四头肌，缓解大腿前侧肌肉紧张，拉伸过程中保持正常呼吸不要憋气，一组 15 秒，每天 2~3 组；③踮脚练习，可以促进下肢血液回流，每组 30 次，每天 3~5 组。

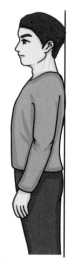

靠墙站立，头颈部靠墙

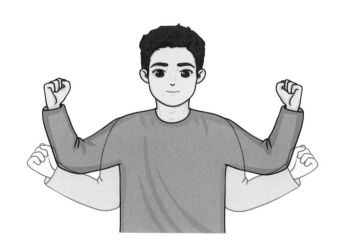

肩部水平外展，屈肘，双臂沿墙面缓慢上下移动

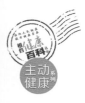

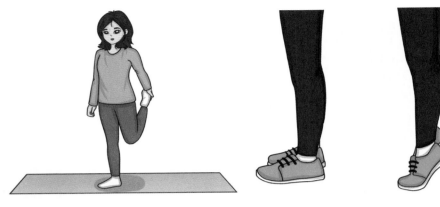

（刘　芳）

21. 长期面对电脑，
如何**保养皮肤**

　　经常在电脑前办公的人员，会受到电脑辐射和积尘对肌肤的双重
影响。这些影响最直接表现为皮肤缺水、毛孔堵塞，继而出现斑点和
皱纹。因此，对于长时间面对电脑的办公人员，认识并警惕这些危害
至关重要。当然，只要采取积极的防护措施，如合理使用电脑、保持
良好的作息和饮食习惯，以及定期进行皮肤护理和检查，依然能够保
持皮肤健康。

关键词

电脑辐射　皮肤健康

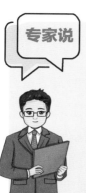
在快节奏的现代生活中，职场人士常常需要长时间面对电脑工作，这无疑给皮肤带来了不小的压力。长期在电脑前办公引起不少人的"皮肤焦虑"，如何改善这一问题值得我们注意。在此提出以下6条建议。

（1）合理安排使用时间：控制使用电脑的时间，适时休息。每隔1小时左右离开电脑，进行适当的眼部和脸部放松，以减轻疲劳。

（2）使用隔离霜：学会使用隔离霜来保护皮肤，以确保肌肤与灰尘隔离。

（3）保持良好的作息：保持充足的睡眠，确保规律的作息，这有助于皮肤修复和保持健康。

（4）及时补水：由于电脑辐射可能导致皮肤发干，建议身边常备水剂产品，如滋养液、柔肤水、精华素等，以便随时给脸部补水。

（5）定期深层清洁与保湿：每星期进行一次深层清洁面膜和保湿面膜，以收缩粗大的毛孔。

（6）饮用新鲜果汁和蔬菜汁：经常饮用未经煮炒的鲜果汁和蔬菜汁，有助于清除体内的毒素和废物，减少皮肤问题，使皮肤更加光洁。

健
康
加
油
站

电脑蓝光对皮肤有何伤害？

　　短波蓝光是波长处于 400~480nm 具有相对较高能量的光线。有研究称蓝光照射会使皮肤产生氧化应激反应，和烟草、空气污染、紫外线一样对皮肤产生负面影响，导致皮肤色素沉着、皮肤过敏、加速皮肤衰老等问题。蓝光还会损害视网膜，影响睡眠质量，可谓危害多多，不可不防。

（刘　芳）

五

膳食、运动与
疾病管理

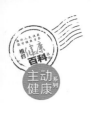

22. 为什么对于职场人群来说，**运动**尤为**重要**

运动让我们更健康是不争的事实，对职业人群而言更是一种福音。很多职场人士长时间坐在办公桌前，面对电脑和高强度的工作压力，身体容易疲惫且缺乏活动。运动不仅能有效缓解工作压力，改善心情，还能增强身体功能，提高免疫力，对于需要长时间保持专注和高效率的职业人群来说至关重要。

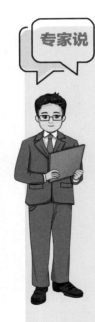

专家说

研究发现，喜欢有氧运动的人，记忆力和专注力水平更高。运动对大脑有显著的改变作用，如促进脑部血液循环，增加脑血流量，促进神经元的生成和连接，从而提高思维能力、注意力和记忆力，还可以降低患认知障碍和老年期痴呆的风险。

运动可以抗衰老。定期进行有氧运动和力量训练可以减缓肌肉流失和骨量减少，降低骨质疏松和骨折的风险。

运动可以降低患心血管疾病、糖尿病和某些癌症的风险。久坐不动、暴饮暴食等不健康的生活方式是糖尿病的诱因，而运动可以明显改善胰岛素抵抗和控制血糖，是预防和治疗糖尿病的重要手段之一，还可以降低患心血管疾病和其他并发症的风险。

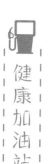

（1）有氧运动减肥效果好，也是降血糖最推荐的运动形式，如快走、慢跑、游泳、骑车、爬山等。

（2）最大运动心率一般是按 220 减去年龄来估算，比如 30 岁，最大运动心率就是 190 次 / 分。中等强度的运动心率，一般应该达到最大运动心率的 64%~76%，30 岁的中等强度运动心率就是 122~144 次 / 分，这时燃脂效率最高。

（3）有氧运动每周 3~7 天，每次 30~50 分钟，最好每天坚持，尽量不要超过间隔 1 天。

（4）每周运动总时长，如果是中等强度运动，需要 150~300 分钟，而高强度运动，只需达到 75~150 分钟。

（郑子谦）

关键词

减肥　生活方式干预

23. 为什么打工人
拼命节食不能减肥

减肥一直是职场打工人群高度关注的话题。我国成人超重肥胖率为 50.7%，平均 2 个成年人就有 1 人超重肥胖。俗话说，三分靠吃，七分靠练，单靠节食不仅不能减肥，还可能搞垮身体。大量的研究和实践证明，减肥没有捷径，只有下决心调整生活方式，换一种活法，才能换一种人生。

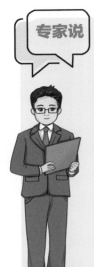

专家说

　　想减肥，首先要搞清楚 3 个重要指标，即体重指数、体脂率、体型。体重指数（BMI）也叫身体质量指数，计算公式是体重（kg）/身高的平方（m²），是衡量身体是否超重或肥胖的一个重要临床指标。大量数据表明，当 BMI 长期保持在 20~23.9kg/m² 时，除了外形好看，更重要的是疾病发生风险相对最低，寿命相对最长。BMI<18.5kg/m² 为消瘦，BMI ≥ 24kg/m² 为超重，BMI ≥ 28kg/m² 为肥胖。体脂率是指人体脂肪重量占人体总重量的比例，男性的健康体脂率在 15%~18%、女性在 20%~25%。体型是对人体形状的总体描述和评定，腰臀比（腰围和臀围的比值）是重要的判断标准之一。中国男性的腰围应 <85cm，腰臀比 <0.9；女性腰围应 <80cm，腰臀比 <0.8。

　　要想这 3 个指标都达标，拼命节食是难奏效的。因为长期节食会导致身体进入饥饿模式，进而降低人体的基础代谢率，使能量燃烧速度也降低，影响减肥效果。拼命节食还会导致营养不均衡。职场人群常常选择快餐、方便面等高热量的食物，缺乏蛋白质、维生素和矿物质等必要的营养素，最终导致代谢问题，脂肪不能正常代谢出去，影响减肥效果。另外，低蛋白饮食会导致肌肉丢失，肌肉大量丢失的后果是加速衰老和肥胖，还会引起疼痛，造成诸多危害。高负荷脑力工作使得职业人群更容易产生情绪食欲，往往通过进食大量高糖、高脂的食物来缓解压力和情绪，加上长期久坐不动，容易导致肌肉减少、代谢降低、脂肪堆积，即使拼命节食，体重也不可能减下来。

目前较为公认有效的减肥方法是以生活方式干预为主，包括饮食、运动、睡眠和心理四个方面。多管齐下，减肥效果可以稳定维持在每周减重 0.5~1kg，而且不容易反弹。坚持 2 个月左右，就能形成习惯。最好的医生是自己，最好的体重管理师也是自己。

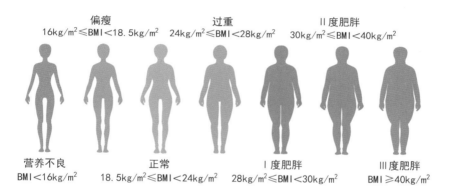

偏瘦
16kg/m² ≤BMI<18.5kg/m²

过重
24kg/m² ≤BMI<28kg/m²

II 度肥胖
30kg/m² ≤BMI<40kg/m²

营养不良
BMI<16kg/m²

正常
18.5kg/m² ≤BMI<24kg/m²

I 度肥胖
28kg/m² ≤BMI<30kg/m²

III 度肥胖
BMI ≥40kg/m²

（郑子谦）

24. 打工人需要严防的
"四高" 是什么

随着职场竞争的加剧，以及职场人群对自我要求的不断提升，拼搏进取的职场人群日夜奔忙，却往往忽视了良好生活习惯和生活方式的维护，有时为了完成临近交付期的大项目，废寝忘食。久而久之，引发"四高"（高血压、高血糖、高血脂和高尿酸），给正常生活蒙上阴影。

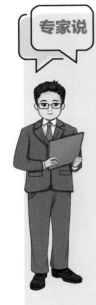

专家说

　　高血压常引起心、脑、肾和视网膜等器官功能性或器质性改变；高血脂可导致动脉粥样硬化，冠心病等；长期高血糖会使全身各个组织器官发生病变，导致急慢性并发症的发生，例如胰腺功能衰竭、失水、电解质紊乱、营养缺乏、抵抗力下降、肾功能受损、神经病变、眼底病变等；高尿酸与糖尿病、高血压、冠心病都是密切相关的，长期尿酸堆积会导致尿酸侵蚀关节，尿酸结晶会在关节软组织中堆积、沉淀，引起关节痛、痛风结石、关节变形等，以及导致肾受损，肾功能下降，增加心血管疾病的风险。防治"四高"应"四早"，早预防、早发现、早诊断、早治疗，注意做到以下几方面。

　　（1）保持规律的生活习惯和充足的睡眠。

　　（2）日常生活注意控制盐的摄入，尤其应注意含"隐形盐"的食物，如酱油、咸菜、咸鸭蛋、虾米和紫菜等，在烹调这些食品时应该减少添加盐的量。

　　（3）少吃方便食品，例如鱼罐头、火腿、熏肉、方便面、饼干、薯片、糕点、各种膨化休闲零食等。它们只有热量，没有营养，含有的防腐剂和香精会对肝脏等造成不利影响，有些含盐量还很高，会增加肾负荷，使血压升高。

（4）糖尿病患者也要适当吃水果。选取含糖量低、含纤维素丰富的水果，如苹果、梨、柚子、草莓、樱桃、猕猴桃、橙子等。

（5）尽量戒烟酒。饮酒会加重血压波动，并且使血压更难控制。吸烟不仅会升高血压，还会增加心、脑、肾病变的发生。

（6）每天坚持适量运动。久坐少动者，血液循环减缓，血液黏稠度增高，心肌收缩乏力，久而久之，动脉硬化、冠心病等都会伴随而来。

（7）每年进行健康体检，做到疾病的早预防、早发现。

（郑子谦）

25. 为什么白领容易**抑郁**

关键词

脑力劳动　焦虑　抑郁

白领往往是城市中最焦虑的人群之一。无休止的加班、随叫随到的网络办公、为应对严苛考核的自我加压……繁重的脑力劳动之下，若未能做好身心健康管理，导致内心压抑却无法排解，长期情绪烦闷、低落，则容易发展为抑郁症，给身心健康带来不同程度的损害。

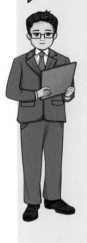

抑郁症是一种常见的精神疾病，主要症状包括情绪低落、兴趣与愉悦感丧失、精力丧失、食欲和体重下降、睡眠障碍、性欲明显减退、思维迟缓、自责自罪，担心自己患有各种疾病，感到全身多处不适，严重者可出现自杀念头和行为。

目前全球有3.4亿人罹患抑郁症，每年1 000万~2 000万有自杀企图的人中大约70%的人患有抑郁症。流行病学调查发现，抑郁症的发生与性别、年龄和婚姻状况相关：女性的发病率是男性的2倍；离婚人士的发病率显著高于婚姻人士；随着年龄的增长，抑郁症的发病率随之下降。抑郁症好发人群包括有家族遗传史，存在创伤和不良生活事件经历，神经内分泌紊乱等人群。

运动和合理的饮食有助于预防焦虑和抑郁。运动会促使大脑释放内啡肽等使人感到快乐的神经化学物质，同时，在专注运动的过程中，人可以从正在烦恼的事情中暂时解脱出来。良好的膳食结构有利于肠道菌群的生长，这些微生物可帮助我们从食物中获取能量，产生短链脂肪酸和神经递质等化学物质，并通过脑 - 肠轴使这些化学物质发挥调节情绪的作用，从而发挥预防焦虑、抑郁的功效。以下建议可有效帮助职场人群预防、缓解焦虑与抑郁。

（1）增加蔬菜、水果的摄入，每天至少吃20g坚果种子类食物，增加豆类及豆制品的摄入，多吃鱼类

等富含 ω-3 脂肪酸的食物。

（2）减少对快餐、商业烘焙食品、糖果、加工食品的食用。

（3）充分利用工作间隙进行慢跑、健步走、游泳、登山、爬楼梯、跳舞等有氧运动。

（4）每周进行 2~3 次抗阻加平衡训练，如下蹲训练、墙壁俯卧撑、踮脚站立、单脚站立等。

（5）避免久坐，保持坐姿超过 30 分钟，起身离开座位走动或做一些拉伸动作。

（李　能　郑子谦）

26. 为什么要"因岗摄食"

在不同的工作岗位和工作环境中，职业人群所接触到的职业病危害因素是不一样的。特定的职业病危害因素会引起人体特定靶器官的病理损害，从而导致生病。但如果在日常饮食中学会"因岗摄食"，懂得利用食物特性，有针对性地调节人体功能，就能加快身体恢复，有效抵御职业病危害因素的侵害，减少疾病的发生。

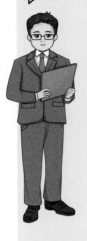

"因岗摄食"是指根据不同工作岗位和工作环境的特点，合理安排工作人员的饮食，以保障工作人员的健康和工作效率。部分特殊岗位作业人群的营养摄入要点如表 2-2 所示。

表 2-2　部分特殊岗位作业人群的营养摄入要点

岗位环境特点	饮食注意事项
高温作业	多喝水，饮用含电解质的饮料，适量摄入富含维生素 C 和维生素 E 的食物，如水果、蔬菜、坚果等避免饮酒和大量摄入咖啡因
高原作业	增加蔬菜，以及谷类、肉类等碳水化合物和高蛋白质食物的摄入，以增强体力和抵抗力。避免暴饮暴食，注意控制饮食量，避免消化不良
铅作业	多摄入富含钙、铁、锌等元素的食物，如奶制品、豆类、深色蔬菜等，以帮助减少铅在体内的吸收
苯作业	多摄入富含 B 族维生素、维生素 C 的食物，如全谷类、水果、蔬菜等，以帮助排毒和增强免疫力
电离辐射作业	多摄入富含抗氧化物的食物，如番茄、胡萝卜等

除了日常饮食，职业人群也要注重其他健康生活习惯的养成，进一步保护自己的健康：①保持充足的水分摄入；②合理安排工作和休息时间，保证充足的睡眠时间；③定期进行体检；④保持积极的心态和情绪，可通过运动、听音乐、阅读等方式来调节自己的情绪和心态。

（李　能　郑子谦）

27. 如何**选择**适合自身的 **锻炼方式**

关键词

时下，职业人群普遍认识到了运动锻炼的重要性。有些在写字楼上班的白领热衷于参加马拉松、爬楼大赛等，平常工作日也见缝插针地到健身房打卡。但也不乏下班就回家"躺平"的人士，他们并不是排斥锻炼，而是因为工作时以脑力劳动为主，容易出现精神疲劳，无更多意愿进行体力活动，遂将岗位上的活动视作一种运动形式了。不同职业人群应结合岗位特征进行不同形式的运动锻炼。

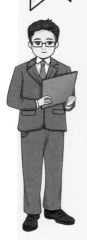

专家说

适量运动是指根据个体的身体状况和健康目标，进行适度、科学的运动。当个体的运动锻炼方式与工作特点相匹配时，不仅能够增强身体素质、提高心肺功能，还能够改善心理健康、增强免疫力，并有助于控制体重、预防慢性疾病等，也有利于缓解工作压力和提升工作表现。

脑力劳动者因久坐伏案，易出现头晕、无力、失眠、记忆力减退、血压升高、腹胀等症状，建议进行可以改善血液循环状态和内脏功能，保证大脑血氧供应充足的运动，例如打高尔夫、打网球、游泳、跳健身操等。日常在办公室也可做些局部运动，如转颈运动、伸腰运动以及躯干运动等来消除疲劳。

适量运动 锻炼方式

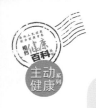

体力劳动者大多从事身体局部负荷较大的劳动，长时间固定某种动作姿势，具有多次重复、单调的特点。建议进行注重整体协调的运动，如参加长跑、踢足球、打篮球等运动，达到均衡锻炼的效果。

健康加油站

根据不同人群的具体情况进行评估，制定和实施有针对性运动计划，效果更好。可采用有氧运动，抗阻运动，柔韧性运动，平衡、协调性运动等。

（1）有氧运动：步行、慢跑、骑自行车或功率车、上下台阶、游泳等。

（2）抗阻运动：使用弹力带、杠铃、哑铃或固定器械等。

（3）柔韧性运动：瑜伽、普拉提等。

（4）平衡、协调性运动：太极拳、八段锦、五禽戏、广播体操等。

（李　能　郑子谦）

六

环境与
组织干预

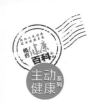

28. 为什么**夜班**
难以**高效工作**

由于社会需求或岗位要求，某些职业人群不得不从事夜班工作，例如医护人员、空乘人员、部分制造业工人等。夜班作业是轮班劳动中对劳动者身心影响较大的作业形式，长期夜班工作导致的生物钟紊乱是导致工作效率降低的主要原因，若是安排不当，对安全和健康都有较大的影响。

专家说

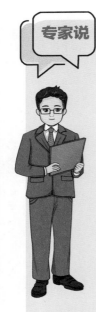

研究表明，夜班作业使作业人员血压、血脂、尿酸、血糖等升高，可引起代谢综合征，同时影响夜班作业人员的睡眠质量。身体中有一种神秘的激素在白天分泌受抑制，但在夜晚分泌旺盛，这就是褪黑素。褪黑素在调节人体昼夜、季节以及睡眠 - 觉醒节律方面有重要作用，同时有清除有害自由基的功能。现代工业社会中，夜班作业人员在一片明亮灯光中值班，没有了黑夜，褪黑素分泌减少，人体昼夜节律被打乱，一连串有害效应相继而来。有测试表明，劳动者在夜间的反应时间会明显延长，警惕性会降低，特别是在凌晨 4：00—6：00，劳动者的警惕性较 14：00—16：00 明显降低，应激反应的速度也会比白天更慢。警惕性对于工业监督检查、自动化生产仪表的监视与调整工作都非常重要。因为这类工作任务要求能够在相对不变的荧光显示屏或仪表上寻找偶尔发生的微小的不正常变动，并且及时加以调整，保证生产得以正常进行。也就是说，很多夜班作业人员必须谨慎、谨慎、再谨慎，时时提高警惕，不容一丝错乱。这对夜班作业人员来说也是一种生理挑战。可见，夜班作业不仅对健康产生影响，更会影响工作效率。

对于夜班工作者来说，预防身体出现以上问题十分重要，可以通过改善睡眠以及适量活动等来实现。例如，在夜班当天早晨睡到自然醒，中午打个盹儿来补充睡眠时间，从而减少睡眠负债。相关临床试验结果表明，夜班过程中适当打盹儿有利于提高工作人员的警觉性和行动力，建议在夜班期间小睡至少30分钟。此外，在下夜班后当天下午可进行适量体育活动，一方面锻炼身体，缓解疲倦，另一方面有利于晚上的入睡。

（杨　敏）

29. 为什么**单调的工作**
会带来复杂的症状

今天的你是感觉"元气满满"还是感觉"枯燥乏味"呢？职场中有这么一部分群体，上班垂头丧气，下班神采奕奕。原因不是他们太懒惰，而是手里的工作过于单调。这些十分单调的工作，专业上被称

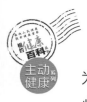

为单调作业。长期从事重复刻板的单调工作，会导致劳动者的身体和心理上出现复杂的症状。只有对其加以重视，掌握正确的方法预防和调整单调状态，才能在职场上活力满满！

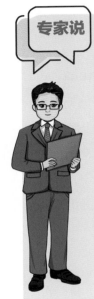

专家说

单调作业是指那种千篇一律、平淡无奇，重复、刻板的工作过程，在现代工业生产中较常见。单调作业可分为两种类型：第一种是在现代集体生产劳动中，将复杂的生产劳动过程分解为若干细小的阶段任务，每位劳动者要完成的工作内容有限，操作活动较为简单、刻板，并且需要不断地重复；第二种常见于自动化控制台前，劳动者需要一直盯着机器的控制台，这些控制台会显示一些重要信息，他们的任务就是观察这些信息，看到不对的地方及时处理，即使生产运行得很好，他们也不能放松警惕，要一直看着。

各种各样的单调作业都能导致不同程度的单调状态。单调状态的主观感觉包括不同程度的倦怠感、瞌睡、情绪不佳、无聊感、中立态度等。长期从事单调作业又不能很好适应的劳动者，除产生疲劳症状外，常出现身心健康水平下降、劳动能力与生产能力下降、工伤事故增多、因病缺勤率增高、创造精神受到抑制，下班后不想参加社交活动等现象。因此，从心理健康的角度看，应把单调作业作为一种职业性有害因素来认真加以对待，存在焦虑、抑郁情绪的人员较容易受单调作业的影响。

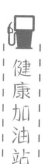

为了预防长期进行单调作业引发的复杂的健康问题，用人单位和员工应共同努力，通过采取多种措施减轻重复性工作对员工身心造成的负面影响。用人单位在工作安排方面，应设置工作任务的轮换和交替，使员工能参与不同类型的工作，降低单调性；合理安排工间休息时间，并鼓励员工进行体育锻炼，在减轻疲劳程度的同时降低患慢性病的风险；及时给予员工适当的反馈和认可，增加他们对工作的成就感和满意度；为员工提供培训和发展的机会，使员工能够获得新的技能和知识，让工作更具多样性和挑战性。员工自身应关注自身的心理健康，在工作之余适当进行娱乐、社交活动，给自己放松的机会，这样才能更有效率地工作。

（杨　敏）

30. 为什么要开展
健康企业建设

为了践行"大卫生、大健康"理念，指导企业有效落实维护员工健康的主体责任，打造良好的企业文化，全方位、全周期保障劳动者身心健康，为实施健康中国战略奠定坚实基础，2019 年全国爱国卫生运动委员会办公室会同多部门联合印发了《关于推进健康企业建设

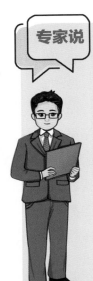

的通知》。近年来，各地区、各部门积极推进健康企业建设，不断实践探索，总结了很多有效的经验与做法。

专家说

健康企业建设从工作场所的角度出发，以建立健全管理制度、建设健康环境、提供健康管理与服务、营造健康文化等为主要内容，多角度、多维度开展，保障劳动者身心健康。健康企业建设不仅关注职业病的防治，更关注影响职业人群健康的因素，包括但不限于传统职业病防治所关注的工业企业，还面向农业企业、商业企业、交通运输企业和服务企业等。

健康企业的建设不仅可以有效地促进劳动者健康水平的提升，还可以增强企业综合实力。企业通过实施一系列的健康促进政策和管理措施，为劳动者提供更加安全、健康、舒适的工作环境，使员工精神状态明显好转，能够提升工作效率。一个关注劳动者健康的企业往往会被视为有责任感、有人情味的组织。在一个充满活力、积极向上的健康氛围当中，劳动者更容易受到集体的关心和支持，也可以增强归属感，从而有利于保持团体的稳定性和连续性。健康企业建设还可以降低企业的运营成本。从健康收益来看，管理制度的完善，环境条件的改善，健康管理和服务的提升，健康文化的形成，都会显著降低劳动者罹患职业病、慢性病、传染病以及心理疾患的风险。通过健康企业建设，企业能够结合行业的特点、作业的内容、劳动者健康需求以及健康影响因素等，不断优化完善和劳动者相关的各项规章制度，也能够从职业病防护、病媒生物防制、食品安全、饮水安全等各个方面进行提升，从而改善工作场所环境和条件，减少各类危害因素对劳动者健康的影响。

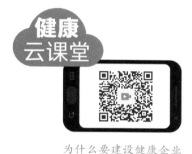

为什么要建设健康企业

（杨　敏）

31. 为什么要开展
工作场所健康促进

　　工作场所健康促进是通过采取综合性的干预措施，改善工作条件，引导劳动者改变不健康的生活方式和行为，从而有效控制健康危险因素，预防职业病的发生，并降低工作相关疾病的发病率。这一活动的核心目的在于提升劳动者的身体和心理健康水平，进而提高其生命质量，确保劳动者能够保持最佳的身体和精神状态，以推动企业和社会的可持续健康发展。

专家说

从健康促进的定义可以看出，健康促进是帮助人们改变其生活工作方式，以实现最佳健康状况的科学。健康促进是一个循序渐进的过程，需要在制定健康公共政策、创造支持性环境、强化社区行动、发展个人技能和调整卫生服务方向五大策略方面不断推进，其过程步骤与内容同等重要。世界卫生组织的健康工作场所行动模式也是通过持续改进，确保卫生、健康、安全项目满足各方需求并持续发展下去。

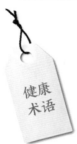
健康术语

健康工作场所：是指由工人和管理者共同采取的为保护和促进所有工人的健康安全和福祉的持续改进过程以及可持续的工作场所。健康工作场所行动模式通过组织动员、资源整合、需求评估、优先排序、制订计划、活动实施、项目评价、改进完善等步骤，循序渐进，持续推动保护员工健康安全和福祉。行动主要考虑实体工作环境、社会心理工作环境、个人健康资源以及企业社区参与4个关键领域。

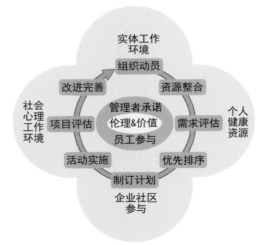

（杨　敏）

32. 为什么创造**健康支持性环境**可留住人才

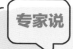

当前，即将步入职场的年轻人在选择工作单位时，除了关注薪资待遇和职业发展前景，健康相关政策和环境也成为了重要的考量因素。

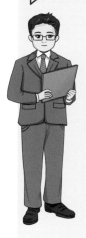

专家说

健康促进可以理解为"健康教育＋支持性环境"。健康促进的五大活动领域包括建立促进健康的公共政策、创造健康的支持环境、加强社区行动、发展个人技能以及调整卫生服务方向。创造支持性环境是指在促进人群健康的过程中，使物质环境、社会经济环境和社会政治环境都有利于健康。生活、工作和休闲模式的改变对健康有重要影响，政府应该致力于创建有利于健康的社会环境。通过健康促进，系统地评估环境的迅速改变对健康的影响，倡导有利于健康的社会规范和共识，创造安全、舒适、令人满意愉悦的生活和工作条件，对健康而言是至关重要的。政府倡议、部门合作和人人参与是创造健康的支持性环境的关键。工作场所健康促进需要用人单位的领导与由员工代表构成的工会共同倡议，内部各部门合作，促进员工的参与，建立内部的支持环境，将健康促进融入用人单位的内部文化，为职工赋权增能，建立行动计划，创

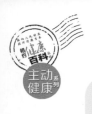

造健康的和支持性的场所。常见关注度较高的健康支持性环境主要有以下几个方面：①工伤保险与医疗保险政策，以及这些政策的覆盖范围、报销比例以及申请流程是否便捷，完善的工伤保险和医疗保险能够帮助员工有效应对工作中出现的意外和疾病风险；②工作环境安全与健康标准，包括物理环境（如空气质量、噪声水平、照明条件等）和心理环境（如工作压力、人际关系等）；③健康促进与疾病预防相关政策，如定期体检、健康讲座、运动设施等，有助于员工保持健康的生活方式，提高身体素质，减少疾病的发生；④弹性工作与休假制度，能够让员工更好地平衡工作和生活，保持身心健康；⑤心理健康辅导、心理咨询等服务，能够帮助员工应对工作压力和生活中的挑战。健康支持性环境不仅关系到员工的身心健康，也影响着他们的工作满意度和职业发展。

（杨　敏）

33. 为什么要争做
"职业健康达人"

争做"职业健康达人"活动是《健康中国行动（2019—2030年）》职业健康保护行动的品牌活动，目前正在全国各地深入开展。

截至 2023 年底，全国各地共选出了 6 万多名来自各行各业的"职业健康达人"。通过评选"职业健康达人"，重点宣传相关事迹，并与实施职业健康保护行动结合起来，促进用人单位关心关爱易患工作相关疾病的职业人群，有效防治职业病。

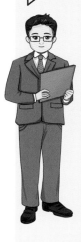

为了贯彻落实《国务院关于实施健康中国行动的意见》《健康中国行动（2019—2030 年）》等相关要求，国家卫生健康委员会、中华全国总工会从 2020 年起在全国开展争做"职业健康达人"活动，旨在进一步帮助重点行业劳动者知晓本岗位主要危害及防护知识，并努力实现在岗劳动者职业病发病人数和工作相关疾病发病人数的下降。

争做"职业健康达人"活动面向各类企业、事业单位和个体经济组织等所有用人单位，按照"政府部门组织实施，用人单位自愿参与"的原则开展。目前，各地卫生健康和工会部门已将活动纳入职业健康保护行动监测和考核范围，并积极创造条件推荐"职业健康达人"参评劳动模范、"五一"劳动奖章、五一巾帼标兵等荣誉，充分发挥先进人物在活动中的示范带动作用，推动用人单位提升职业健康管理水平，引导劳动者践行健康工作生活方式。

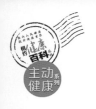

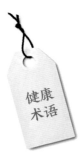

"职业健康达人"：指用人单位中自觉树立健康意识、主动践行健康行为、积极参与健康管理、善于传播健康理念、具有较好健康影响力的职业健康代表人物。

（杨　敏）

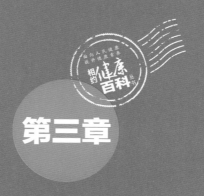

第三章

新业态职场健康

一

直播销售人员的
健康密码

1. 为什么**带货主播**会突然"哑口无言"

关键词

喑哑　失声　科学用嗓

对于直播销售这一新就业形态，直播间的主播即是撑起全场销售的核心人员。主播长时间工作在直播间，介绍和推销商品，需要长时间持续用嗓。绝大多数主播缺乏科学用嗓知识，长时间高频率用嗓很容易诱发咽炎和各种声带疾病，导致出现喑哑，甚至失声。

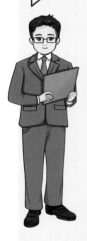

专家说

清晰、优美、动听的嗓音是直播销售人员个人魅力的体现，也是直播销售人员应具备的个人技能之一。用语言介绍、展示直播间的货品以吸引粉丝的注意和兴趣，让他们了解产品、产生愉悦感和共鸣，进而喜欢并购买商品是带货主播的主要任务。所以，带货主播的嗓音和语言技巧是很重要的。然而，长时间持续过度用嗓，可能会产生诸多危害：一是声带部位充血水肿，引起局部疼痛或者是烧灼不适感；二是声音异常，用嗓过度之后，由于声带的正常功能受到损害，会出现明显声音沙哑、音量降低，或者是音色改变等异常；三是可能会诱发声带小结以及声带息肉等各种疾病，严重的甚至会影响正常呼吸。因此，带货主播为保证持续正常工作，一定要有保护嗓子、科学用嗓的意识。

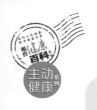

科学用嗓应注意以下几方面。

（1）学习发音技巧，协调均衡用力，音量适中，避免长时间大声用力说话。

（2）可选择麦克风等辅助设备，可利用肢体语言、手势等辅助沟通。

（3）控制直播间工作时长，做到劳逸结合，保证充足睡眠和休息，让声带有休息缓冲时间。

（4）注意饮食，少食辛辣刺激性食物，避免饮酒和咖啡，多喝温水。

（5）常备润喉药物或代茶饮等，咽喉部不适自行处置无效时，应及时就医。

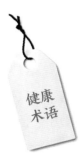

健康术语

新就业形态： 是依托于互联网技术与平台经济、共享经济、零工经济的发展而产生的新型用工模式，主要分布在快递物流业、外卖送餐业、网络约车行业、电子商务行业、在线教育及服务业等领域。相对于传统就业形态来说，这是一种新的工作模式和就业形式。

（任　军）

2. 为什么**带货主播**会在直播间**突然倒下**

曾有新闻报道：某直播间是 24 小时连续直播的，带货主播经常白班连着夜班。一天某位主播下夜班回到家中后突发昏迷，摔倒在地，最终不治而亡。睡眠不足、长期慢性疲劳以及精神紧张等是导致猝死的常见诱因。

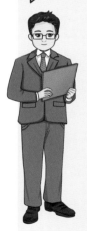

直播销售人员经常加班、熬夜，在直播间长时间工作，长期严重睡眠不足、过劳易诱发猝死，尤其是对于有心血管基础疾病的人群。睡眠不足对各年龄段人群健康危害都很大，长期睡眠不足会造成身体免疫力低下，导致心血管系统疾病、内分泌系统疾病、心理疾病等，甚至带来生命危险。

长期高强度工作会增加猝死的风险。当下社会节奏加快，年轻人来自生活、工作、学习等各方面的压力越来越大，人们身体、精神不堪重负，长期处于应激状态，更容易发生猝死。

为避免过劳，降低猝死发生风险，直播销售人员应注意以下问题。

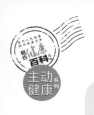

（1）合理安排直播间工作时间，避免长时间加班、熬夜，保证每日 7~8 小时睡眠，身体疲劳时应及时休息放松。

（2）积极调整心态，保持乐观开朗情绪，避免各种不良精神刺激，特别是避免暴怒和过度悲伤。

（3）积极健身、劳逸结合，保持健康的生活、工作方式。

（4）每年进行健康体检，出现身体不适时及时就医。

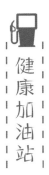

世界卫生组织对猝死的定义为发病后 6 小时内突然死亡，心源性猝死大多为发病后 1 小时内死亡，符合"快速、自然、不可预测"三个要素。

我国每年猝死人数居世界首位，近年来猝死的发生呈现出年轻化的趋势，在公共卫生安全中的重要性日益凸显。猝死常见诱因有过度劳累、精神刺激、饱餐、饮酒、大量吸烟以及寒冷等。睡眠不足、长期慢性疲劳以及精神紧张是无明确既往病史青年人猝死的重要诱因。

（任　军）

3. 直播结束了，为什么主播的
眼睛睁不开了

关键词

长时间高频次直播后，主播眼睛睁不开了，同时伴有双眼畏光、流泪、异物感、疼痛、结膜充血水肿等，这些症状大多是强光源长时间照射引发角膜损伤所致，可能是直播间美颜补光灯惹的祸。

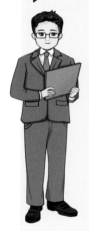

专家说

在直播间，美颜补光灯必不可少，少则一个，多则三五个，且功率越大，亮度越高，美颜效果越好。目前，美颜补光灯大多使用发光二极管（LED）灯，LED光源靠 450~455nm 波长的蓝光激发荧光粉，从而发射白光，其中波长越短激发能力越强。有些生产厂家为了追求亮度，会加强 LED 光源的蓝光强度，这些我们肉眼看不见的蓝光，波长越短，对眼睛的危害越大。

大部分短波蓝光会被角膜吸收，直透晶状体到达视网膜，使视网膜产生自由基，而自由基会导致视网膜色素上皮细胞凋亡，导致角膜病变，出现眼睛睁不开、疼痛、畏光流泪、视力下降等症状，严重的可导致失明。

生活中光污染无处不在，如高层建筑物的玻璃幕墙等白亮污染、夜幕中灯箱广告的人工白昼、霓虹灯的彩光污染等都属于光污染。光污染伤害的首先是直接接触光源的眼睛。强光会对晶状体、视网膜造成损

美颜补光灯　光污染　角膜损伤

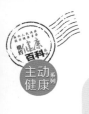

害，同时还会打破人体正常的生物节律，使人出现失眠、头痛、乏力、神经衰弱等症状。

直播时应注意灯光设置及用眼卫生等问题，主要包括以下几个方面。

（1）灯光的设置应以保护眼睛为首要原则，灯光不能过强且不能直接照射眼睛。

（2）非必要情况下，尽量不使用美颜补光灯，如果需要，应适当使用。

（3）避免长时间在强光下工作，每间隔一段时间眺望远方或做眼保健操。

（4）平时注意补充营养，多食用富含维生素 A、维生素 C、维生素 E 及花青素的新鲜水果和蔬菜。

（5）在强光源环境下长期工作应定期体检，尽早发现眼部疾患，及时治疗。

（任　军）

4. 为什么 "**吃播**" 有害健康

所谓"吃播"就是在网上直播自己吃东西。"吃播"一般有几种情况，有的是直播不停吃东西，以"大胃王"吸引流量；有的是为带货，直播期间一直在吃"小黄车"里在售的食品；有的是应粉丝要求试吃各种美食，说出对食物的感受或者验证食用一定量该食品是否会导致体重增加等。

"吃播"可能导致多种健康损害，常见的是肥胖和消化系统疾病。

（1）肥胖：胃在自然空腹状态下只有拳头大小，"吃播"主播在短时间内大量进食，或者在一段时间内持续进食，会导致胃容量激增，相应的进食量和产生饱腹感的食量都会增加，长时间如此必将导致摄入食量增加，进而造成体型肥胖。另外，"吃播"主播摄入的食物是不能由自己选择的，要由带货食物或者粉丝要求决定，而这些一般是高盐、高糖食物，也是导致"吃播"主播肥胖的罪魁祸首之一。超重和肥胖是心脑血管疾病、糖尿病及其他代谢性疾病、肿瘤等多种疾病的重要危险因素。

（2）消化系统疾病："吃播"主播由于进餐时间不规律、饥饱无常、食物辛辣刺激或高脂不易消化、食品存在卫生问题等诸多原因，极易出现消化系统功能紊乱相关疾病，如急慢性胃炎、肠炎，消化系统溃疡，胆囊炎，肝炎，甚至消化道肿瘤。有的"吃播"主播在直播间暴饮暴食后，为防止肥胖或缓解不适感会进行催吐，催吐可能导致咽部黏膜充血肿胀甚至破裂、消化道胃酸刺激征等，严重者可导致厌食症、猝死等，所以催吐极不可取。

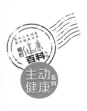

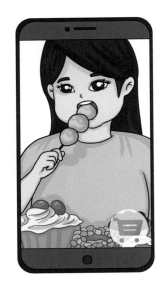

（任　军）

关键词

直播间　久坐

5. 为什么**不鼓励**直播销售人员 一直**坐着带货**

直播间就是直播销售人员的工作场所，直播销售人员一般是坐在镜头前销售商品的，这一坐至少三四个小时，尤其是直播间人数比较多的情况下，主播更是不舍得离开，一坐半天是常有的事，有的主播甚至连上厕所的时间都没有。直播间久坐带货可能导致肥胖，增加全因死亡风险。

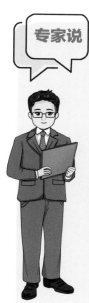

久坐，也称为久坐行为，广泛存在于工作场所、闲暇时间和交通行程中，包括职业环境下坐式工作（如视屏作业人员），看电视、玩手机等休闲活动，及开车或乘坐公交车等。

久坐易导致超重、肥胖，久坐行为时间过长会明显提升全因死亡率；久坐身体活动不足或缺乏中等及以上强度的体力活动与冠心病、2型糖尿病以及某些类型的癌症患病风险升高密切相关；同时久坐还会导致认知、睡眠障碍等心理问题的发生风险升高。

针对久坐行为，直播销售人员应注意以下问题：①直播时应限制坐位工作时间，最好每间隔1~2小时更换主播，不能更换主播的，应变换工作姿势，如由坐姿改为站姿，或者坐姿与站姿交替变换；②如果不得不久坐，应根据工作条件或环境进行适宜的身体活动，如坐姿踮脚尖、单抬腿、勾脚背、旋转双脚等；③在工作间隙应积极进行工间操等身体运动；④女性在月经期、孕期及哺乳期，尤其应避免久坐直播销售。

（任　军）

快递员、
外卖配送员的
健康密码

6. 为什么说快递与外卖行业 "**安全**是效益，**平安**是福气"

关键词

随着新零工经济迅速发展，快递、外卖行业给人民生活带来极大便利，但也引发了交通安全等方面的新问题。快递员、外卖配送员在追求配送快、接单多的同时，经常出现逆行、违法占道、闯红灯、超速等交通违法行为，导致道路交通事故频发，不但对自身人身安全造成严重影响，也严重威胁了其他交通参与者的出行安全。如何最大限度遏制快递员、外卖配送员出现交通违法行为，保障人民群众的生命安全，是交通安全治理领域不可回避的现实问题。

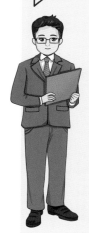

调查显示，交通安全问题被 70% 的外卖配送员视为工作中最主要的风险因素。快递员、外卖配送员的安全问题是由多种因素所导致的，解决或减少这些交通安全隐患，需要企业平台、行业、职能部门、社会、快递员和外卖配送员的共同努力。

第一，从源头加大监督力度。交通运输部门通过制定得力措施，督促物流公司开展物流车辆技术检查，履行用人单位和非机动车主的监督管理职责，同时加大路面查处力度，严厉打击对配送车辆进行非法改装、拆除限速器、安装车辆遮阳棚架等行为，加强快递与外卖电动车的经营管理。

快递员　外卖配送员　交通安全

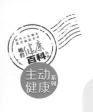

第二，健全行业保障制度。保险公司、物流公司共同商讨物流车社会保险系统的建立，由用人单位或平台为专业物流车购买机动车交通事故责任强制保险，维护劳动者及其他利益相关者权益；建议物流公司为配送人员购置人身意外伤害险，维护劳动者人身安全。

第三，加强宣传教育，充分发挥新闻媒体作用。采用通俗易懂、喜闻乐见的方式，深度传播配送人员交通事故案例及其造成的严重危害，切实增强快递员、外卖配送员的平安出行意识。

第四，骑乘人员应强化安全意识，严格落实"一盔一带"，规范驾驶，做到不闯红灯、不逆行、不超速。配齐用好安全头盔、安全带不仅是公众应当养成的交通安全行为习惯，更是早已被写入法律的明文规定。交管部门将继续立足本地实际，加强执法管理，加大交通安全知识宣传力度，积极创造条件帮助快递员、外卖配送员等重点群体配备安全头盔。

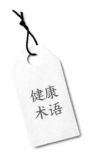

零工经济： 零工经济并非当今时代背景下的新产物，"传统零工经济"用来描述独立工作者和企业基于短期工作、项目而签订合同这一经济趋势，"新零工经济"（即互联网时代零工经济）是一种以网络平台为基础的、具有"即时性"的新兴经济模式，强调互联网信息技术的普及使传统的全职用工模式逐渐消失，取而代之的是工作种类、工作时间等越来越灵活的用工模式。

（王 瑾）

7. 快递员、外卖配送员如何应对
严寒与**酷暑**

由于岗位的特殊性，无论严寒还是酷暑，风沙还是烈日，快递和外卖行业从业者从未停下脚步。伴随全球气候变化，高温和极寒天气频现，引发了公众对快递员、外卖配送员等户外劳动者们如何在恶劣天气中做好自我防护的关注。

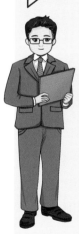

冬日小贴士：①为了有效抵挡寒风，建议采用多层穿衣服的方式保暖，例如内层穿紧身棉质保暖衣，叠穿毛衣或抓绒衣，外搭防风厚实冲锋衣、羽绒服等；此外，保暖手套、耳罩、护膝、棉帽、棉靴也是必不可少的；②合理饮食，营养搭配，随时补充水分；坚果、水果是理想的零售选择，高糖、高脂肪食物可能导致血糖水平快速波动，影响情绪和工作效率，还可能增加患心脏病、高血压、糖尿病等慢性疾病的风险，应避免食用；③寒风和低温会导致皮肤干燥，可以采用具有强效保湿功能的润肤霜，保护手部和脸部皮肤滋润，防止皲裂。

夏日小贴士：①夏季路面温度往往远高于当日预报的最高气温，长时间进行户外配送工作，更易发生疲劳、中暑，甚至发生热射病，建议穿着防晒、透气、吸汗衣物，及时补足水分；②可随身携带清凉油及藿

香正气水等降温防暑物品，多选择树荫处通行，减少太阳暴晒时间，合理安排休息时间；③如出现头晕、头痛、心跳加速、体温升高等症状，应及时找通风良好的阴凉处休息，饮用含盐清凉饮料；如持续感觉不适，应及时就医。

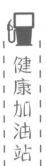

2021 年人力资源和社会保障部发布《人力资源社会保障部 全国总工会 中国企业联合会／中国企业家协会 全国工商联 关于做好严寒天气下劳动者权益维护有关工作的通知》，强调应高度重视严寒天气给快递员、外卖配送员等户外作业劳动者带来的危害，切实保障劳动者劳动报酬权益，指导企业与劳动者协商合理安排工作时间，例如指导平台企业视情况采取延长配送时限等措施保障外卖配送员等平台从业人员职业安全，各级工会要以严寒天气作业的户外劳动者为重点，组织形式多样的"送温暖"活动，发放防寒保暖用品，发挥好工会户外劳动者服务站点功能。

2023 年人力资源和社会保障部办公厅印发《人力资源社会保障部办公厅关于做好高温天气劳动者权益保障工作的通知》，以快递员、外卖配送员等为重点群体，明确指出有关部门要指导督促企业做好高温天气期间的生产组织和管理，合理安排劳动者在高温天气下的户外工作时间，例如，日预报气温最高达到 40℃以上时，停止安排劳动者进行室外露天作业，日最高气温达到 37℃以上、40℃以下时，安排劳动者室外露天作业时间累计不得超过 6 小时，不得安排劳动者在当日气温最高时段 3 小时内室外露天作业。同时强调要严格落实高温津贴制度，引导平台企业对高温天气下接单的户外劳动者给予适当补贴，并可采取延长配送时间等措施，保障网约配送、出行、运输等新就业形态劳动者的生命健康安全。

（王　瑾）

8. 为什么快递员、外卖配送员也会有"**职业病**"

快递、外卖行业为百姓生活提供了极大便利，同时也为我国经济发展作出了巨大贡献。但我国尚缺少针对快递员、外卖配送员的职业健康检查类别，劳动过程中的长时间作业、职业紧张与不良工效学因素等相关问题日益突出，严重威胁着劳动者的身心健康。

专家说

调查显示，外卖配送员每周平均工作 6.4 天，每天平均工作 9.8 小时。长期处于超时且不规律的工作状态，会给劳动者造成较大的精神压力和身体负担，由此还可能引起内分泌系统失调，加之饮食不规律，长期积累，可导致多种疾病的发生。

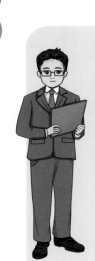

快递、外卖配送业的劳动者，由于工作具有高强度、高负荷、高时效性要求等特点，经常需要进行长时间的体力劳动并处于持续紧张的工作状态，使得这部分人群发生肌肉骨骼疾患、心理疾病等工作相关疾病的风险显著增加。

一方面，由于新业态管理平台多采用无底薪、多劳多得的计件薪酬模式，通过工时、任务量累计等指标进行考核，配送员为达标必须长时间、高强度地工作，加之休息不足、工作与休息时间界限模糊等，都会导致身体过度疲劳得不到恢复，这种累积疲劳状态无法及时缓解且持续较长时间，就会导致慢性疲劳综合征等健康问题。

另一方面，在分拣货物和配送等环节中，快递员、外卖配送员需要对大量运送信息进行反复精准核对，这需要他们长时间高度集中地进行重复、单调的高要求工作，加之社会关怀不足，自主性差，极易造成职业紧张。另外，由于运送工作中不可避免地需要经常爬楼和手提重物，快递员、外卖配送员手臂和腿部的疲劳程度较高，加之骑车过程、上下楼过程发生的伤害也主要集中于手部、脚踝等部位，快递员、外卖配送员肌肉骨骼损伤情况明显。

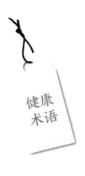

慢性疲劳综合征：与长期过度劳累，包括脑力和体力疲劳、饮食生活不规律、工作压力和心理压力过大等精神环境因素，以及应激等造成的神经、内分泌、免疫、消化、循环、运动等系统的功能紊乱关系密切的综合征。多发于 20~50 岁。表现为持续 6 个月以上的严重的虚弱疲劳症状，常伴随肌痛、头痛、咽部炎症、低热、胃肠症状和淋巴结触痛。多数受检者起病于类流感之后。

（王 瑾）

关键词

工作压力 紧张 心理健康

9. 快递员、外卖配送员
如何应对**短时高压**

　　随着即时配送物流市场的发展，外卖配送员主要配送时段集中在早、中、晚餐时段，如遇节假日、电商平台促销活动，或受天气情况影响等，物流配送行业也会迎来业务量激增的高峰期，因此快递员、外卖配送员的工作具有短时高压的特征。正是这种高峰期"赶时间"的焦虑，导致快递员与外卖配送员的心理健康问题愈发不容忽视。

　　快递员、外卖配送员作为数字劳动平台经济背景下诞生的新就业形态代表，面临来自个体竞争、平台管控、商家拖延以及消费者评价等多方面压力，可通

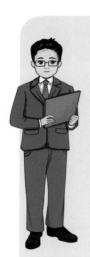

过以下方式，有效缓解。

（1）保持健康的生活方式：包括定期锻炼、保持良好的饮食习惯和充足的睡眠。锻炼可以释放紧张情绪，增强身体和心理的抵抗力。良好的饮食习惯有助于增强身体功能、改善心理状态。充足的睡眠可以帮助恢复身心疲劳，促进大脑功能。

（2）进行有效的时间管理：设置优先级，制订清晰的任务计划，并合理分配时间。在保证"安全第一"的前提下，避免拖延、积压工作。

（3）给自己留出放松和休息的时间：尝试一些放松技巧，如深呼吸、冥想或听音乐，定期休假，保障周末休息时间。

（4）与家人、朋友或同事分享工作压力：与他人讨论问题有助于获得新的思路和解决方案。

（5）学会情绪管理：学会识别和管理负面情绪，并学习积极良好的沟通方式，如遇超时、延时等，尝试通过与客户进行积极沟通以获得理解。

（6）努力平衡工作与生活的需求：避免过度投入工作，确保有足够的休息和娱乐时间，与家人和朋友保持联系，培养兴趣爱好，以保持身心的平衡。

（王　瑾）

10. 如何提升快递员、外卖配送员的**社会公平感**

生活中快递员、外卖配送员的职业遭遇歧视或不公平待遇事件屡见不鲜，突出的职业歧视可能会影响他们的社会公平感，从而激发这一群体对社会不公的极端感知。因此，消除快递员、外卖配送员遭受的职业歧视，提升快递员、外卖配送员社会公平感极为重要。

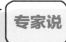
专家说

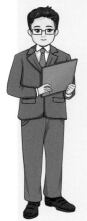

体面劳动，是指在自由、平等、安全和具备人格尊严的条件下进行的劳动，它能够为劳动者提供足够的报酬和充分的社会保障，保护他们的基本权益，并有助于促进良好社会对话。新就业形态下，基于平台经济的零工从业者的体面劳动，与传统工作中的体面劳动相似，同样体现了对人格尊严的尊重、对权益保障的强调，以及对工作异化的消除。

针对快递、外卖等新就业形态发展现状及存在的问题，国家政府以及各地有关部门已出台系列指导意见与保障措施，通过落实公平就业制度，进一步保障和改善快递、外卖从业人员等新就业形态从业者的合法权益和身心健康。一方面，可从心理关怀出发，创新创造心理疏解活动，如群团组织与企业合作，为快递员建立相应的心理咨询室或情绪发泄室，提供合理

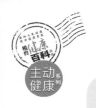

合法的负面情绪疏解空间和渠道；另一方面，要充分发挥新闻媒体的舆论监督和引导作用，引导社会公众尊重、理解、体谅新就业形态劳动者。例如，可通过官方账号发布和传播正能量信息，号召全社会对快递员、外卖配送员多一些理解与关怀，少一些苛刻和不尊重；也可通过举办职业技能或作业宣传大赛等主题活动，以高趣味性、高参与度的方式丰富快递员、外卖配送员群体的业余生活，在活动的传播过程中，讲述该群体在工作中发生的真实案例，引发社会更多人的理解与关注。

对个体而言，快递员、外卖配送员应不断提升自我职业健康素养，树立维权意识，当遭受不公正待遇时，采用正确、有效的法律途径进行维权。提升自我职业技能，积极参与各类职业指导、创业培训等服务，为自己赢得更好的薪酬与福利。提升自我公民素养，让社会对快递员、外卖配送员群体的赞誉度提升，从而为自己赢得职业认同感和工作满意度。

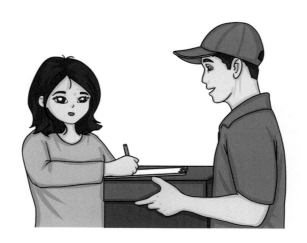

（王　瑾）

网约车司机的
健康密码

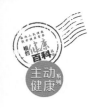

11. 为什么网约车司机
体检指标会"危机四伏"

　　高血压、高血脂、高血糖、高尿酸，以下简称为"四高"，是心血管疾病重要的危险因素。网约车司机的职业具有如下特点：长期坐姿，身体活动较少，精神高度紧张，上下班时间不固定等。有的司机可能在车里一坐就是一天，有的司机有吸烟、喝酒的不良生活方式，饮食、睡眠也不规律，餐食高油脂、高能量，长此以往可能会导致"四高"。

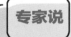

　　高血压、高血脂、高血糖、高尿酸的诊断标准如表 3-1 所示，供参考，如各项指标达到所列参考值，请尽快前往医院进行进一步诊疗。

表 3-1

指标	异常值	备注	依据
血压	收缩压≥140mmHg 和 / 或舒张压≥90mmHg	非同日 3 次诊室血压测量	国家卫生健康委《成人高血压食养指南（2023 年版）》
血脂	总胆固醇（TC）≥6.2mmol/L、低密度脂蛋白胆固醇（LDL-C）≥4.1mmol/L、高密度脂蛋白胆固醇（HDL-C）<1.0mmol/L 以及甘油三酯（TG）≥2.3mmol/L	血脂包括：总胆固醇（TC）、甘油三酯（TG）、低密度脂蛋白胆固醇（LDL-C）、高密度脂蛋白胆固醇（HDL-C），血脂异常为 4 个指标至少出现 1 种	《中国血脂管理指南（2023 年）》

指标	异常值	备注	依据
血糖	空腹血糖受损：6.1mmol/L ≤空腹血糖 <7.0mmol/L，和/或口服葡萄糖耐量试验（OGTT）后2小时血糖 <7.8mmol/L 糖尿病：空腹血糖 ≥ 7.0mmol/L和/或口服葡萄糖耐量试验（OGTT）后2小时血糖 ≥ 11.1mmol/L	1mmol/L 葡萄糖 =18mg/dL 葡萄糖	《中国2型糖尿病防治指南（2020年版）》
尿酸	血清尿酸（SUA）>420μmol/L	非同日2次空腹血清尿酸（SUA）	《中国高尿酸血症与痛风诊疗指南（2019）》

健康加油站

网约车司机应如何预防、控制"四高"？

（1）尽量做到培养合理膳食的习惯，低盐、低油、低糖，避免进食高油脂、高能量食物，增加蔬菜、水果、坚果、鱼类摄入；高尿酸者还应注意少进食高嘌呤食物，如海鲜、动物内脏、浓肉汤等。

（2）载客之余应适当运动，培养规律运动的习惯。

（3）戒烟限酒：戒烟以及避免吸入二手烟对心脑血管疾病的防治具有重要的作用，限制饮酒，出车时更是严禁饮酒。

（4）学会自我健康管理：控制体重、血压、血糖，患有糖尿病的司机要学会注射胰岛素，高血压、高血脂者遵医嘱按时服药，高尿酸者避免服用使血尿酸升

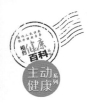

高的药物，如利尿剂（尤其是噻嗪类利尿剂）、糖皮质激素等。

（5）减轻精神压力：由于工作特点网约车司机时常需要赶行程，因此要学会调整工作节奏，管理好时间，保持心情舒畅。

（尹　艳）

12. 为什么网约车司机
容易患**胃肠道疾病**

网约车司机因没有固定的出车场所，工作流动性较大，因此在外就餐的比例较高。用餐时间不规律，就餐场所条件有限，餐食结构缺乏多样性，营养不够均衡全面等，均会增加患胃肠道疾病的风险。

专家说

网约车司机用餐时间不规律的特点较为突出，给胃肠道增加了较大负荷。此外，季节因素也会影响胃肠道疾病的发生：夏季，若车里空调温度过低，司机长期待在车厢，腹部长时间受到刺激，容易发生肠道痉挛。因此，胃肠道疾病在网约车司机群体中的发病率相对较高。

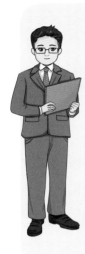

网约车司机如何预防胃肠道疾病?

（1）尽量按时、规律就餐，尤其是三餐应准时。多餐并一餐易造成胃肠道负担过重，导致胃肠炎。

（2）避免饮食不节制，忌暴饮暴食，尤其是避免进食大量油腻、刺激性食物，避免过度饮酒。

（3）避免节食，节食会破坏肠道菌群的平衡，最终导致肠炎及各种肠道疾病的发生。

（4）外出就餐时，选择干净卫生的餐馆，避免食用生冷、未经煮熟、过期或受污染的食物。

（5）多摄入新鲜蔬菜、水果和富含蛋白质的食物，保证营养丰富，提高机体免疫力。

（6）如果出现肠胃不适的症状，如腹痛、腹泻、呕吐等，应及时就医，避免病情恶化；胃肠炎急性期注意多休息、多饮水、避免劳累、戒烟戒酒。

（尹　艳）

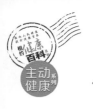

13. 为什么网约车司机的工作与**腰酸背痛**问题紧密相连

关键词

久坐 重复动作

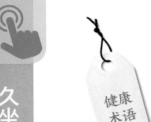

健康术语

强迫体位： 因工作需要，身体被迫长时间处于某种空间位置而形成的某种固定姿态。

网约车司机这一职业群体出现腰酸背痛的比例相对较高。究其原因，与他们长期处于强迫体位、重复踩踏油门刹车和持续操作方向盘有很大关系。久坐且保持姿势不变，会造成背部肌肉的功能异常，进而影响颈椎和腰椎的稳定性。这种情况可能会导致腰椎负荷过大，出现腰椎间盘突出、腰肌劳损等问题，还可能损伤身体局部的肌肉、肌腱、骨骼、韧带和神经等。因此，网约车司机可能会感到颈部、背部、腰骶部、臀部等部位活动受限或出现酸痛等症状。这些症状可能从轻微、短暂的损伤，逐渐演变为不可逆，甚至导致某些部位能力丧失的严重伤害。

专家说

网约车司机工作节奏快、动作重复性高、工作时间长、长时间坐位等都会增加罹患工作相关肌肉骨骼疾患的风险。颈椎和腰背痛会影响患者的日常生活和工作，严重者会影响患者的心理健康。研究表明，久坐时间越长，出现颈部、腰背部疼痛的风险越大。

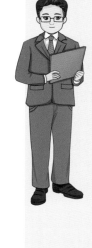

网约车司机群体要减轻腰背痛等问题，应进行有针对性的预防和纠正：避免长时间保持静态坐姿，合理调整驾驶座椅的高度和前后弧度；姿势变换对于腰背痛的恢复起着很重要的作用，驾驶时应不定时改变姿势，实时进行调整；可在驾驶位背部下方放置腰垫，让背部保持自然的曲线，减轻脊柱的支撑力，有效保护脊柱；有条件时下车进行适量活动，让颈部、背部和腰部都能得到一定放松；空闲时间多做一些拉伸运动，有效减轻身体负荷；加强体育锻炼，重视颈部、腰部、下肢的保暖。此外，合理安排工作，避免工作时间过长、工作量过大。

（尹　艳）

关键词

压力　紧张　情绪

14. 为什么网约车司机总是
紧张、焦虑、烦躁不安

　　网约车司机工作节奏快、压力大，尤其在每天打车高峰时段，订单紧凑，接单较多，面对各种各样的乘客、复杂多变的道路、时而拥堵的路况，再加上长时间处于强迫体位、动作单调重复，致使其较容易产生紧张、焦虑、烦躁不安的情绪，这是职业紧张（也称工作压力）较为常见的表现。

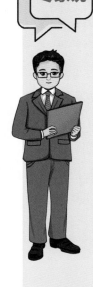

专家说

　　长期处于高度职业紧张状态，若不加干预可导致焦虑、抑郁等心理问题，对生活和工作造成较大影响。据调查，职业紧张已成为较为常见的职业健康问题之一，其导致的疾病负担在不断上升。每日工作时长、每日行车次数、不同打车平台的管理、乘客的态度和反馈、收入高低等是网约车司机发生职业紧张的影响因素，工作时间越长、行车次数越多，发生职业紧张的概率越高。研究表明，个体情绪较好、身体状况良好、职业技能较高，职业紧张发生的程度相对较轻。为减轻和减少网约车司机职业紧张发生的程度和概率，司机们应注意做到以下几点。

　　（1）合理安排班制。虽然网约车司机无固定的上下班时间，但也应规律地进行排班，让自己有充分的休息时间，每周最好安排一到两天休息日，充分放松，劳逸结合，开展一些喜爱的娱乐活动。

　　（2）心理紧张或烦躁时可听一些轻音乐放松身心。

　　（3）找到自己喜爱的运动方式，保持一定的运动量，规律运动。研究证实，坚持运动可有效预防和缓解职业紧张的发生。

　　（4）学会排解内心的不适，当遇到困难产生焦虑和紧张时，应积极应对，向比较信任的亲朋好友进行求助，若焦虑和紧张水平较高，应及时向专业心理机构咨询，找到解决的办法。

　　（5）日常应建立良好的饮食和生活习惯，不吸烟、饮酒，规律用餐，劳逸结合，保证充足的睡眠。

（尹　艳）

15. 为什么车窗外的世界变得"**模糊**"

关键词

视疲劳　劳逸结合

网约车司机由于行车时间较长，长时间思想高度集中于驾驶，眼肌处于紧张状态，且要随着移动的物体不断调节才能很好地适应行车环境，大大增加了视力负担。长时间过度用眼后眼睛因疲劳易出现一系列不适自觉症状，如眼胀、眼涩、头痛、头晕、眼眶胀痛、视物模糊等。

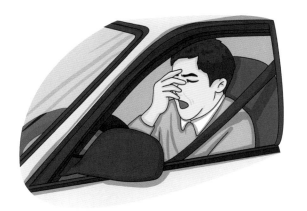

除了行车时间较长、睡眠不足、过度劳累可促发和加剧视疲劳的发生，若汽车挡风玻璃材质不佳，表面粗糙、高低不平、厚薄不一，司机长时间通过挡风玻璃视物也可造成或加重视疲劳。

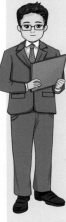

网约车司机如何缓解视疲劳？

（1）让眼睛得到充分休息，保证充足睡眠，劳逸结合，驾驶时间过长时要注意休息，闭目养神，可以停车后望向远处或绿色植物，缓解眼部疲劳。

（2）配置高质量的挡风玻璃，材质均匀、表面平整的挡风玻璃能有效减轻司机的视力负担，如挡风玻璃有破损，应及时更换。

（3）再忙也应排出时间坚持锻炼身体，保持心情乐观，注意营养全面均衡。

（尹 艳）

16. 为什么在车内 "睡得过头" 会引发窒息

往车里一坐就是十几个小时，累了就直接在车里睡一会，以缓解困意疲乏，这是很多网约车司机的职业真实写照。"司机在车内睡觉，一睡不起"的新闻时有报道。司机在车内睡觉发生窒息的主要原因是一氧化碳中毒。

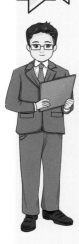

专家说

　　若汽车的动力来自燃油，车内产生一氧化碳的原因可能有多种。例如，加大汽车油门、发动机盖密闭不严、排气管位置安装不当、排气管发生故障，或者发动机处于怠速状态导致汽油燃烧不充分，都可能导致含有一氧化碳的废气流入驾驶室。若司机在紧闭车窗的情况下睡觉，持续在狭窄的车厢内吸入一氧化碳，一氧化碳达到一定浓度，可致司机发生急性一氧化碳中毒，严重者发生窒息。此外，冬天或夏天车内开空调时，发动机工作产生的一氧化碳可能会被汽车空调机的风扇吸入车内，若此时车窗紧闭且司机在车内睡觉，则容易发生一氧化碳中毒。

　　为了防止发生一氧化碳中毒的悲剧，网约车司机应注意做到以下几方面：首先，定期对汽车进行保养，排气管、发动机等部位应重点检查，保持良好的车况，防止因排气故障等问题致使废气倒流、弥散入车厢；其次，最好不在通风不良处加大油门行驶；再次，人在车内时可将车窗留条缝，保持一定的空气流通；最后，不在发动机工作或空调开启的车内睡觉，实在困倦疲乏，可设定闹钟进行短暂休息，不在车内睡得过久。

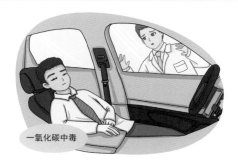

一氧化碳中毒

（尹　艳）

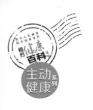

17. **男性**司机如何守卫男性**健康**

关键词

前列腺疾病 结石

在网约车司机群体中，男性司机数量较多。然而，由于长期坐位、活动空间有限，同时水摄入量少且如厕不方便，部分男性司机可能会发生前列腺疾病、肛周疾病、各类结石等一系列健康问题。

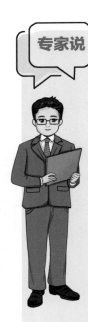

专家说

长时间憋尿会导致前列腺包膜张力增高，进而引发前列腺疾病。有报道显示，出租车司机各类前列腺疾病的发病率较高，高于国内已知其他职业的成年男性。前列腺是男性泌尿生殖系统的重要组成部分，前列腺疾病主要包含前列腺增生、前列腺炎、前列腺癌等，可造成男性排尿障碍、疼痛，甚至危及生命。结石是由晶体物质（如钙、草酸、尿酸、胱氨酸等）在泌尿系统异常聚积所致，为泌尿系统的常见病、多发病，可聚积在肾脏，也可排入输尿管、膀胱和尿道等，最终导致肾结石、输尿管结石、膀胱结石、尿道结石。网约车司机因其职业特点，路上行车如厕不方便、长期喝水少、憋尿等，易导致结石的发生。另有研究表明，司机长时间保持坐位，会增加肛周疾病的发病风险，同时也会增加其精子畸形的风险继而引发不育；另外，驾驶时间过长，睾丸温度也会随之升高，致使司机的生育能力下降。男性网约车司机群体中，吸烟饮酒率比较高，因此也会增加其患慢性咽炎、胃肠道疾病、心脑血管疾病等的风险。

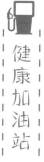
健康加油站

男性司机如何守卫自己的健康？

（1）养成良好的生活习惯，按时规律用餐，若因为载客不能按时用餐，可随车准备一些清淡易消化的食物，如面包、蛋糕、牛奶等，到点进餐。

（2）合理搭配饮食，少食生冷辛辣食物，忌烟酒，多食用新鲜蔬菜和水果，保证充足的饮水量，每日饮水量确保在 1 500~1 700mL，以便体内代谢物、前列腺分泌物及时排出，避免以饮料代水，避免憋尿。

（3）多运动，长期保持坐姿同样会增加前列腺疾病等的发病风险，有条件的情况最好每隔一两小时就起来活动一次。

（4）根据自己的情况制订合理的作息表，每日保持足够的休息和睡眠。

（尹　艳）

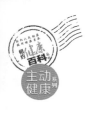

18. **女性**司机的**难言之隐**
是什么

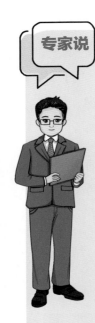

随着网约车大军的日益壮大，很多女性也加入了网约车司机行列。长时间驾驶、喝水少、如厕不便等，会增加女性司机患尿路感染的风险，同时有可能并发阴道炎、宫颈炎、附件炎等妇科疾病。

专家说

由于女性生理结构、身体情况随年龄变化的特点及生活习惯等多种因素与男性不同，网约车女性司机面临的健康问题在很多方面都与男性司机存在差异。首先，女性尿道较短，大大增加了其患尿路感染的概率。尿路感染是指由细菌（少数可由真菌、原虫、病毒）直接侵袭尿路（包括肾脏、输尿管、膀胱和尿道）所引起的感染，分为上尿路感染（指肾盂肾炎）和下尿路感染（指尿道炎和膀胱炎），严重者会发生肾炎、急性膀胱炎、结石等。又因女性尿道与生殖道距离较近，发生尿路感染时容易并发各类妇科炎症。其次，更年期女性司机一定程度上会有烦躁不安、焦虑、失眠等症状。研究表明，更年期前后的女性发生冠心病的风险增加，开车速度快更容易引起紧张、心率加快。部分网约车女性司机处于该时期，时有接单较密集、赶行程的情况，若长期处于这样的状态，更加剧了患冠心病的风险。最后，部分网约车女性司机喜欢穿裙装或较薄的裤子，冬天车内温度低、夏天车内空调开冷风，长时间待在车里且活动受限，长此以往，容易患风湿性关节炎等疾病。

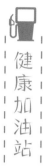

健康加油站

网约车女性司机为了不发生或减少发生上述疾病，应尽量做到以下几点。

（1）每天保证足够的饮水量，在条件允许的情况下每天尽量饮用 1 500~1 700mL 水，防止长时间驾驶，每隔一两小时就下车活动活动，有便意及时如厕，不要憋尿。

（2）控制车速，不要开快车，尤其在月经期、更年期，更要注意保持情绪的稳定，如心情烦躁，可通过听轻音乐等方式来放松、缓解。

（3）注意下肢的保暖，着宽松的裤装开车，夏天不贪凉，车内温度不宜过低，冬天适当开暖风。

（4）注意膳食平衡，荤素搭配，每天保证充足的睡眠。

（5）定期体检，若发现身体有异常及时就医。

（尹 艳）

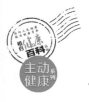

19. 经常**开夜车**的网约车司机有哪些**健康风险**

关键词

夜间行车 睡眠质量 生物钟

夜间行车的主要健康风险源于作息颠倒引发的生物钟紊乱。这种紊乱可能增加夜间行车司机患上多种疾病的风险，如内分泌疾病、心血管疾病、肥胖、胃肠道疾病、代谢综合征以及社交障碍等。特别是对于那些夜间订单多、出车频繁、工作量大的司机来说，他们面临心身疾病的风险会更高。

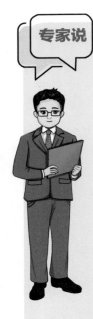

专家说

随着网约车的需求量日益增大，不仅仅是白天用车，夜间用车的乘客也越来越多，这在大城市里尤为明显，因此，网约车司机夜间出车的频率也增高了。有的司机上夜班多，有的司机可能白天、晚上都载客。研究表明，班制不固定、日夜班次不断变化对人体的生物钟影响极大，夜间行车容易与人体的昼夜节律发生冲突，打破大脑常规的休息状态，增加了夜间行车司机代谢系统疾病、心血管系统疾病、内分泌系统疾病的风险。而且由于夜间视线不好，司机的精神状态欠佳，较容易出现交通事故。此外，夜间出车，白天休息，司机必定减少了与亲朋好友接触和相聚的时间，一定程度上打破了生活、工作、社交的平衡，个体无法有效履行在社会和家庭中多重角色的责任，长此以往，会造成夜间行车司机的社交障碍，导致其对生活满意度降低。女性司机长期夜间出车，会增加患乳腺疾病、内分泌失调、生育能力下降的风险。

经常开夜车的网约车司机如何避免以上健康问题？

（1）合理安排好出车时间，尽量减少夜间出车的频次，即便要出车，也应避免长时间驾驶，白天补充好睡眠，保证睡眠质量尤为重要，补觉时应注意无噪声、暗环境。

（2）夜间出车前不空腹，也不宜吃太饱，以八分饱为宜，结束后忌空腹睡觉，忌油腻、不易消化的食物，多吃有营养、易消化的食物，以新鲜水果、蔬菜、蛋类、瘦肉等为佳。

（3）为提高人眼对光线的暗适应能力，可适当多吃一些有助于视力的食物，如胡萝卜、蔬菜、蛋黄等。

（4）若患有基础疾病，应按医嘱按时、规律服药，避免开夜车引发并发症。

（5）女性司机若要夜间出车，尽量避开生理期、孕期、哺乳期。

（尹　艳）

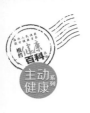

20. 为什么说网约车司机的 **"自由职业"** 不够自由

网约车司机虽然属于自由职业者，但是为了完成派单、增加收入，常常超时、超负荷工作。据统计，某些一线大城市出租车司机的出车时间每天达 16 小时以上，网约车司机的情况也不容乐观。国际劳工组织发布的数据显示，亚洲和太平洋地区等发展中国家劳动者长工时工作的占比最高，网约车司机就属于该群体，长此以往，很容易出现工作疲劳。

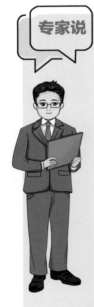

专家说

世界劳工组织将劳动者一周的工作时长超过 48 小时定义为长工时，我国《国务院关于职工工作时间的规定》中有"职工每日工作 8 小时，每周工作 40 小时"的标准工时制度。然而长工时、超负荷工作是大部分网约车司机的常态。每日汽车仪表盘的里程数达到上百公里，走路却不到 1 000 步，整天路上行车，"自由职业"并不够自由。大量研究显示，长工时给职业人群带来了较多的健康风险，增加了罹患高血压、心血管疾病、糖尿病的风险。工作时间增加，睡眠和休息时间减少，进而引起更多的疲劳和倦怠，严重者可出现过劳死。同时，长工时也是不良行为和习惯的危险因素，长工时的职业人群更容易出现过度吸烟、饮酒和缺乏体力活动等不健康行为。此外，长工时对女性的内分泌也有一定影响，可致月经周期紊乱、经量异常、月经持续时间变化、痛经等妇科问题。为保障网约车司机的健康，除政府部门立法规定最长工作时间外，各网约车平台也应建立相应的配套机制，限定最长工作时间。每个人都是自己健康的第一责任人，网约车司机应强化健康观念，科学、合理地规划自己的工作日程，劳逸结合，每天安排固定的休息时间，控制好出车时间，尽量避免超负荷工作；出车之余，多和家人、朋友做伴，多参加感兴趣的、积极向上的娱乐项目，培养规律运动的习惯，以缓解工作疲劳，增加个体的幸福感。

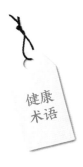

健康术语

工作疲劳：指劳动者在工作期间或工作结束时所经历的极度疲劳和身体功能减退的状态，可分为生理疲劳和心理疲劳。生理疲劳主要表现为生理功能下降，全身倦怠无力，活动减少；心理疲劳是指认知、情感和意志的消耗，导致劳动者感到疲乏、厌倦等。工作疲劳可能会危及自身或工作场所其他人的安全。

（尹　艳）

四

货车司机的
健康密码

21. 独闯天涯的"孤勇者"，如何正确**排遣孤独**

关键词

单独工作 孤独

单独工作是货车司机劳动过程的重要特征，单调与孤独感常常如影随形。如果不能正确应对，将会对健康产生不良影响。

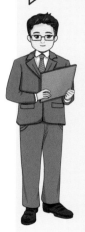

随着经济快速发展、公路基础设施不断完善，我国道路货物运输得到长足发展。货车司机是公路运输业的劳动主体，他们默默支撑着我国物流体系的运营，是公路运输大动脉的主力担当者。他们用自己的辛勤劳动，服务着千万家企业，并为数亿家庭带来便利。长途货车司机的工作常态是日复一日单独或两人一组跑在路上，从装货点到卸货点，马不停蹄地奔波。为了节约成本，更多的长途货车司机选择单独上路，他们只有在物流港、货站、服务区稍作停留时可以遇到其他货车司机，短暂交流后又各奔东西。研究显示，货车司机平均间隔20天才能与家人见面。这种单独的、分散化的工作特征，导致货车司机很难进行频繁、深入的社会交往，多半需要独自面对整个工作的大环境，有时还要在无人区等特殊环境下行驶，常常处于孤立无援的境地。

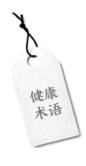
从事长途货车司机这个职业是非常辛苦和不容易的，赚钱养家的同时，司机们也要照顾好自己的身心：路上可以听听喜欢的音乐、评书、广播，带上水果或喜欢的小零食；停下来休息时，可以多与家人和朋友通话或进行视频交流；学会欣赏沿途风景，适当看看书、追追剧、做做拉伸运动、玩玩小游戏，有条件的在睡前泡泡脚；长途货车司机之间要加强团结互助，增强维护职业权益的能力，避免恶性竞争；坚决杜绝通过赌博、药物滥用和特殊服务来寻求一时的刺激和满足。

健康术语

孤独：孤独是一种心灵的隔膜，一种被疏远、被抛弃和不被他人接纳的情绪体验。

（李　霜）

22. 为什么说
"路怒症"会危害健康

由"路怒症"导致的异常驾驶行为已经成为了一个社会关注的公共问题。异常驾驶行为会增加交通事故发生的概率，尤其是长途货运汽车常常行驶在高速公路上，一旦发生交通事故，往往会造成重大伤亡和损失。"路怒症"的成因复杂，涉及个体的心理状态、生活压力、道路交通环境以及交通规则意识等。

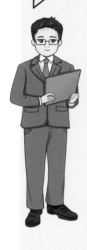

专家说

　　随着我国汽车保有量的不断增加，交通等多种问题导致的驾驶人员"路怒症"，逐渐成为一个重要的问题。"路怒症"不是个别人的问题，而是影响公共交通安全和社会稳定的社会问题。每天穿梭和奔波于迢迢路上，因为交通堵塞以及不文明驾驶而焦躁发怒时，不妨认真想想：为什么要驾驶？"路怒"的行为会给自己、家人及社会带来什么样的影响和后果？"忍一时风平浪静，退一步海阔天空"是文明行车的金玉良言。要明白"忍耐不是软弱，斗气不是好汉"的道理。如果遇到"怒"人，首先要弄清楚原因，是不是由于自己的无意驾驶动作给别人行车造成了困扰，如果确实是，就要理解对方并坦诚表达歉意。作为司机，首先要有行车中的法律意识、秩序意识、平等意识、道德素质和文明涵养。当然，社会上也不乏意气用事、无理取闹或得理不饶人的司机，威胁到别人的行车安全。遇到此类状况不能硬碰硬、怒对怒，可以报警，求助警察来制止对方的不当行为，并保留好车辆行驶状况的证据，避免一时冲动造成不必要的健康和安全后果。

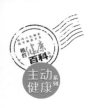

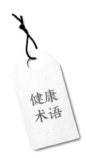

健康术语

"路怒症": 通常指驾驶车辆时，因交通堵塞或因不理解其他司机的驾驶行为，产生愤怒情绪，进而导致一系列针对其他司机的攻击性和危险驾驶行为，包括胡乱变线、强行超车、黄灯时强行通过、骂脏话等行为，严重者甚至可能会攻击其他车辆或司机。

（李　霜）

关键词

疲劳驾驶　交通事故

23. 为什么**疲劳驾驶**是货车司机交通安全第一杀手

据报道，在我国由疲劳驾驶造成的交通事故约占交通事故总数的 20%，占特大交通事故总数的 40%；在高速公路由驾驶人负主要责任的事故诱因中，疲劳驾驶最为突出，导致事故的死亡人数占总人数的 15.1%。

专家说

疲劳驾驶产生的原因主要有以下几个方面：一是睡眠不足。研究显示 15% 的交通安全事故是由睡眠不足引起的，其中有一半是由司机睡眠不足 6 小时导致疲劳而引起的。二是为了赶时间、多赚钱而长时间驾驶。这样的情况下，人的注意力、感觉能力、思维判

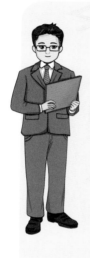

断能力等都会下降。三是环境因素的影响。高速公路路面宽阔,固定参照物少,无行人,双向隔离,景色单一,无非机动车和其他低速机动车干扰,连续行驶很容易引发懈怠和疲劳。疲劳是人经过体力或脑力劳动后全身功能下降的现象,司机疲劳后,听觉和视觉敏锐度降低,判断准确性及动作的准确性下降,反应变慢,极易引发道路交通事故。根据《中华人民共和国道路交通安全法》及其实施条例,连续驾驶时间超过 4 小时即为疲劳驾驶。《道路运输车辆动态监督管理办法》中要求客运驾驶员 24 小时累计驾驶时间原则上不超过 8 小时。货车司机也应参考设置每天累计驾驶时间,防止疲劳驾驶。

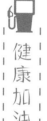

健康加油站

长途货运司机的工作非常辛苦,需要长时间长路途驾驶。为了确保安全与健康,建议司机在身体健康状况良好、心情愉悦的状态下驾车。在行驶过程中,要加强交通安全意识,严格遵守交通法规。此外,司机们还应该注意劳逸结合,保证充足休息。在行车前,应避免熬夜或进行其他影响休息的活动。同时,不建议长期依靠香烟、槟榔以及功能性饮料、咖啡、浓茶等来提神,因为这些都可能对健康造成不利影响。

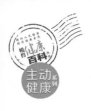

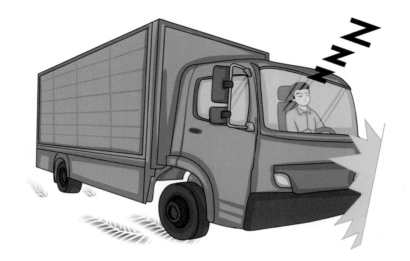

（李　霜）

24. 为什么要养成
安全驾驶行为

　　系好安全带、不闯红灯、不超速驾驶、不弯道超车、定期维修保养车辆等安全驾驶行为，能更大程度地确保货车司机自身的健康安全，提升道路交通安全水平。货车司机的安全意识与行为、驾驶技术之间具备极强的系统性，一旦某个环节出现错误或缺失，都有可能引起交通安全事故。

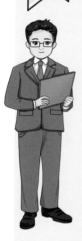

2020 年，我国货车保有量占全部机动车保有量比例不足 10%，但导致的事故却占 25%，导致一次死亡 3 人以上的事故约占 33%，导致一次死亡 10 人以上的事故占 40%。安全驾驶行为能更大程度地确保司机远离交通安全事故，保障自身的安全。

以下货车安全驾驶行为提示请收好。

（1）熟悉所驾驶的车辆，包括车辆的各项性能以及一些小的特性。货车司机在进入驾驶位后，需要先结合自身实际情况，对座椅、后视镜等进行调整，并系好安全带，使其处于最佳状态，方便对路况的观察，也让自己坐得舒服。

（2）在规定时间内维修保养车辆，确保货车车况良好。

（3）不超限超载、非法改装，安全装载货物，将货物装载均匀、捆绑牢固，货物不要超出车厢挡板。

（4）开车前需要"一看二查三启动"：首先看（检查）货车外表（如前后灯、胎压等）与周边环境；然后查油量、水量、车辆仪表和灯是否正常；最后启动发动机，待仪表各项正常后再开动货车。

（5）转弯打灯，不弯道超车，不超速行驶，不频繁变道，不抢红灯加速过路口，绝对不酒后驾驶，开车心态平和不斗气，长途开车时不疲劳驾驶；货车行

进中保持安全距离，控制好车速，司机视线保持在行驶方向上；当视线被阻挡时，如弯道、上下坡时，及时减速，避免出现视野盲区；当路况不佳时要仔细观察，提高警觉。

（6）在遇到交通拥挤或者堵塞时，要耐心等待，切忌一直按喇叭，避免突然别车、停车等违规且危险的行为发生。

（李　霜）

25. 什么是"司机之家"

2017年9月，交通运输部等14个部门印发《促进道路货运行业健康稳定发展行动计划（2017—2020年）》，提出在高速公路服务区、货运枢纽（物流园区）或其他公路沿线建设"司机之家"，为货车司机提供价格适宜的停车、住宿、餐饮、车辆维修保养、无线上网等服务，创建司机休息和放松的良好空间。

专家说

2022年，道路货运行业1 100多万辆货运车辆和1 700余万名货车司机完成了全社会73%的营业性货运量。为支撑经济社会发展、保障和改善民生作出了重要贡献。由于配套服务设施不完善，"以车为家"是长途货车司机的生活常态，运输途中，很多货车司机甚至连吃饭、喝水、休息等基本生活需要都得不到有效保障。特别是在行业安全风险压力较大的情况下，若是不能保障货车司机的休息，容易导致其疲劳驾驶，进而引发交通运输事故。研究表明，32.77%的货车司机患有颈椎病，23.5% 患有胃病；运输时 82.5% 的货车司机因为省钱、省时、看车、看货而选择住在车上，难以得到彻底的、踏实的、质量高的睡眠和休息。近年来，交通运输部聚焦司机反映的停车休息难、办事不方便等急难愁盼问题，会同有关部门，采取一系列措施，切实改善货车司机生产经营条件，保障货车司机合法权益。各地依托加油站、物流园区、高速公路服务区等，持续开展"司机之家"建设，结合货车司机停车休息的实际需求，聚焦运输起止点、中转点、休整点，为广大货车司机提供停车、休息、餐饮、淋浴、洗衣等基本服务。截至 2022 年底，全国共建成 1 300 余个"司机之家"，受到了货车司机的普遍欢迎。为了健康、安全，为了家人放心、安心，货车司机可以多多了解沿途的"司机之家"，在能力允许的范围内尽量吃好、休息好。

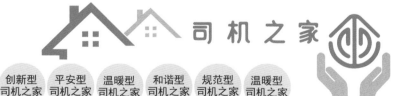

（李 霜）

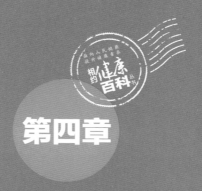

第四章

特殊作业健康保护

高原 / 隧道作业人员的
健康密码

1. 为什么**高原作业**劳动者易患**高原病**

被誉为"世界屋脊"的青藏高原是世界上海拔最高的高原，海拔4 000米以上。由于基础设施建设、边防、科学考察和旅游探险等活动，进入高原的各类人员逐渐增多，高原病的发病人数逐渐增加，高原病成为人们关注的重点疾病之一。海拔越高，氧分压越低。在中度高原（海拔2 000~3 000m），人体开始出现缺氧反应。海拔3 000m以上的高原，大气压接近海平面的3/5，气压约为70.66kPa，氧分压约为14.67kPa，人体缺氧明显。海拔4 500m以上，气压约为56.97kPa，大气压接近海平面的1/2，此时人体可出现明显的低氧血症，并引起显著生理反应和一系列临床问题。海拔5 500m以上（高海拔），气压约为49.83kPa，大气压低于海平面的1/2，即使有良好的饮食保证和居住条件，人类也无法长期生存。

专家说

高原病是处于高原低氧环境中出现的一种特发性疾病，低氧导致的病理生理改变是发病的基础和临床表现的内在原因。脱离低氧环境后，病情会明显好转。高原病依据发病急缓分为急性高原病和慢性高原病两大类。急性高原病包括急性轻症高原病、高原肺水肿、高原性脑水肿。

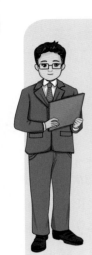

　　高原病主要单独或与其他疾病合并影响脑、肺、心脏等组织器官，上呼吸道感染、疲劳、寒冷、精神紧张、饥饿、妊娠等是常见的发病诱因。因此，预防高原病应做好以下几方面。

　　（1）进入高原地区前，应做好医学检查，患有器质性疾病、严重神经衰弱、急慢性呼吸系统感染等的个人应避免进入高原地区。

　　（2）进入高原地区应采取逐步登高的方式，进行习服［机体为适应新环境（如高温、低氧、失重、高压等）产生的一系列适应性改变］。初次进入高原地区，应减少活动量，降低劳动强度，适应后再逐渐增加。

　　（3）进入高原地区后，应避免过度饮酒，多摄入碳水化合物、多种维生素和容易消化的食物。必要时可提前服用抗氧化类药物或保健品，以增强机体抗缺氧能力。

　　（4）进入高原地区，应注意保暖，预防急性呼吸道感染，发生类似高原反应及时进行吸氧治疗。

　　（5）对进入高原地区开展施工作业的人员，依法开展健康监护，及时掌握施工作业人员健康状况，符合"高原转低条件"人员，应尽快安排转往平原地区休养、治疗和康复。

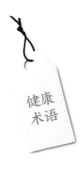

高原病: 也称为高原反应或高山病,是人体急速进入海拔 3 000m 以上的高原地区后,由于暴露于低压、低氧环境而出现的一系列不适症状和生理变化。这是高原地区独有的一种常见病,其发病风险与上山速度、海拔高度、居住时间以及个人体质等因素有关。

(孙 新)

2. 为什么**隧道作业**劳动者易患**尘肺病**

随着《新时代交通强国铁路先行规划纲要》颁布,到 2035 年,全国铁路网将达到 20 万千米左右,其中高铁 7 万千米左右,我国将在国际率先建成服务安全优质、保障坚强有力、实力国际领先的现代化铁路强国。铁路、公路隧道建设也进入建设快车道。隧道施工要根据地质条件、隧道长度、断面大小、设备条件、工期等决定采用何种施工方法。钻爆法是隧道施工中通常采用的方法。钻爆法施工过程中,凿岩、爆破、装运、破碎、喷射混凝土、现场钢筋焊接、防水层焊接、衬砌混凝土等作业都产生大量粉尘和有害气体(如一氧化碳、氮氧化物等),施工人员罹患尘肺病等职业病风险高。隧道内施工人员接触矽尘、有害气体等危害因素浓度和强度与隧道围岩等级、隧道进深、施工方法、隧道通风等情况相关,特别是高原铁路隧道施工,面临的地理、地质、气候、环境条件更加恶劣，保护施工人员全过程生命健康至关重要。

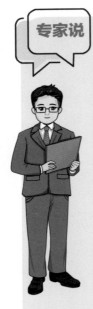

专家说

粉尘悬浮于隧道空气中，随着呼吸进入人体呼吸道，不溶或难溶性粉尘长期潴留在肺部局部引发病变。可溶解粉尘被吸收进入血液引发全身性疾病，如尘肺病。预防隧道作业尘肺病可从以下几方面入手。

（1）采取"减、阻、降、沉、捕"等综合性除尘措施，有效降低隧道内施工作业期间粉尘浓度。

（2）采取综合性通风措施，有效降低隧道施工作业期间粉尘和有害气体浓度。

（3）给隧道施工作业人员配发符合国家标准的防尘呼吸器，如防护各类颗粒物的自吸过滤式防护用品。

（4）开展隧道施工作业期间环境监测，动态掌握隧道施工作业期间粉尘浓度变化趋势。

（5）开展隧道施工作业人员健康监护，及时掌握隧道施工作业人员健康状况和健康损害的发生发展情况。

（孙　新）

二

高 / 低气压作业人员的
健康密码

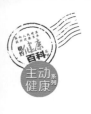

3. 为什么**高气压作业**存在较高**风险**

人们日常的生活环境主要处于气压为 101.3~103.3kPa 的正常大气压环境中，但由于一些特殊工作的需要，如潜水作业、隧道施工、沉箱作业等，人体会直接暴露在远高于正常大气压的极端高气压环境中，相关安全事故层出不穷。所以，了解高气压环境中危险因素的发生原理，才能降低风险，最大限度保障作业人员的健康。

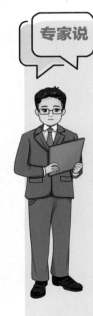

专家说

高气压作业存在的高风险主要是高气压环境对人体的生理影响。当人体脱离高压环境快速减压或过程不当时，溶解在血液和组织中的氮气就会从血液和组织中迅速释放出来，形成气泡。这些气泡会造成严重的健康损害。减压病典型症状包括皮肤瘙痒、四肢关节和肌肉附着点疼痛、腰髓上段和胸髓下段区域损伤、耳鸣或听力减退、眩晕、恶心、剧烈咳嗽、胸痛、咯血、呼吸急促等多系统症状。

减压病的严重程度和发病时间与高气压作业的深度、时间、频率、减压方式等因素有关。一般来说，高气压作业的深度越深，时间越长，频率越高，减压越快，减压病的风险就越大。减压病的症状也有多种，可分为皮肤型、肌肉关节型、神经型、循环型等，可单独或同时出现，可轻可重，严重的甚至危及生命。

为了防止高气压作业带来的风险，作业人员应该采取以下措施。

（1）技术革新：尽可能采用不需要进入高气压环境的工作方法，如用管柱钻孔法代替沉箱法建桥墩。

（2）教育培训：加强安全卫生教育，促进作业人员遵守并严格执行安全操作规程，提高安全意识和自我保护能力。

（3）健康监护：作业前保证充分的休息，保持良好的体力和精神状态，禁止饮酒或服用影响神经系统的药物，同时做好就业前全面职业健康检查；以后每年应做 1 次职业健康检查，并继续到停止高气压作业后 3 年止。有职业禁忌证的人员或年龄超过 50 岁者，都不宜从事高气压环境作业。

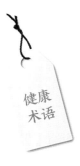
健康术语

减压病：是由人体周围环境的压力急速降低所导致的一系列疾病。主要发生在深海潜水或高压环境作业后，由于减压不当，体内原本已经溶解的气体超出了过饱和的界限，在血管内外以及组织中形成气泡，进而引发全身性疾病。在医学上，减压病也是气体栓塞的一种。

（邓华欣　张华东）

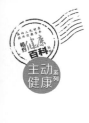

4. 为什么会发生**减压病**

减压病通常与气压环境的快速变化有关。在日常生活中，我们常见到一些报道，例如某地潜水员因上浮速度过快而在潜水后出现肢体疼痛、麻木等减压病症状，但最终经过高压氧治疗成功康复。

专家说

当潜水员下潜时，随着水深的增加，水压也随之增加，此时，随着肺泡内气体分压的增高，潜水员吸入的压缩空气中的氮气在血液和组织中的溶解量也会增加，并经血液循环被运送至各组织，主要集中部位是脂肪和神经组织。当潜水员上浮时，水压逐渐降低，肺泡内的气体分压也随之降低，体内溶解的氮气就会逐渐从血液和组织中释放，经肺泡呼出体外。这是一个正常的生理过程，只要潜水员按照减压规定缓慢地上浮，就不会有任何问题。

但是，如果上浮速度过快，或者在水下停留时间过长，超过了免减压停留界限，那么体内的氮气就会以气泡的形式析出，在血管内外及组织中聚积，进而造成血管的栓塞或破裂，导致组织出现缺血、水肿等病变，同时也会刺激神经末梢，引起疼痛、麻木、瘫痪等症状。这就是减压病的发生机制。

减压病是一种可预防的疾病，只要潜水员遵守以下几点，就可以有效地降低发病风险。

（1）入水前，要进行充分的休息，保持良好的体力和精神状态；检查潜水设备，如潜水表、潜水电脑等，并根据任务需求，制订合理的潜水计划，严格执行。

（2）入水后，要严格控制好下潜和上浮的速度，均不能超过每分钟 18m，如果有必要，要按照潜水表或潜水电脑的指示，进行必要的减压停留，最大限度确保活动过程中的安全。

（3）出水后，要及时补充水分，尽量选择热饮，以利于氮气的排出；同时避免进行剧烈的运动，以免加速气泡的形成；遵守潜水后飞行安全规则，单次潜水后，等待至少 12 小时，多次潜水后，等待至少 18 小时，才能乘坐飞机或到高海拔地区。

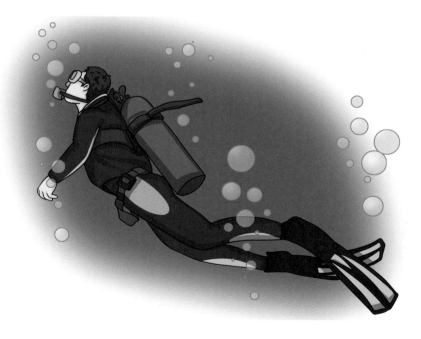

（邓华欣　张华东）

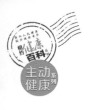

5. 为什么蛟龙号
载人潜水器上的工作人员
出水后还要关"铁盒子"

蛟龙号是一款中国自主研制的能够在 7 000m 水深进行海底作业和科学研究的深海载人潜水器。潜水器的上浮和下潜是由其内部的控制泵通过调节气压改变浮力大小来完成的。当潜水器下沉时，内部的空气容积会减小，气压会增大；当潜水器上浮时，内部的空气容积会增大，气压会减小。这样，潜水器内部的气压就会与外部的水压保持平衡，防止潜水器的结构受到损坏。因此，潜水器内部的工作人员也会受到高气压的影响，从而导致减压病的发生，所以，上浮之后依旧要进入"铁盒子"——减压舱，进行减压作业。

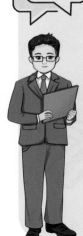

专家说

减压舱是一种可以模拟太空真空的设备，它可以控制压力的变化，让潜水员的身体逐步适应正常气压的环境。减压舱的压力会根据潜水深度和时间，按照一定的减压表进行调节，让潜水员体内溶解的气体缓慢地释放，避免气泡的形成。减压舱的减压过程可能需要几个小时甚至几天，其间潜水员要在减压舱内休息、吃饭、睡觉，直到减压结束才能出舱。

如今，为了保证人员在各种极端气候气压环境中作业的安全和健康，类似于减压舱这类先进设备已经越来越多地被运用起来，但我们依旧需要保持积极主动的防护意识，采取合适的措施来避免安全事故的发生。

（1）技术措施：尽可能采用不需要进入高气压环境的工作方法，如使用遥控机器人、无人潜水器等；使用可靠的高气压作业设备，如潜水服、潜水表、潜水电脑、通信设备、救生设备等。

（2）管理措施：建立健全高气压作业的安全管理制度，加强高气压作业的安全监督和检查，及时发现和消除安全隐患；加强高气压作业的安全卫生教育，提高作业人员的安全意识、自我保护能力、专业技能和应急能力；建立高气压作业的安全卫生档案，记录和分析高气压作业的安全卫生状况，总结和推广高气压作业的安全卫生经验和教训。

（邓华欣　张华东）

6. 为什么**水下作业**会发生"**醉氮**"

从事海底打捞、水下焊接等潜水作业的人员可能会发生"醉氮"，但并不是所有人都对它有足够的了解。水底世界固然美好，但是科学的认知和正确的自我保护意识同样必不可少。

潜水病 『醉氮』

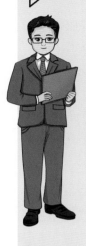

专家说

水下"醉氮"的发生和潜水深度、时间、个人体质、情绪等因素有关。一般来说，当潜水员下潜到30m左右时，氮气在血液中的分压就会达到一个临界值，开始产生麻醉效果。随着下潜深度的增加，氮气的麻醉效果也会加强。在40m时，潜水员可能会感到轻微的头晕、兴奋、愉悦、反应迟钝等；在60m时，潜水员可能会出现认知障碍、判断力下降、幻觉等；在90m时，潜水员可能会失去意识，甚至死亡。

水下"醉氮"，严重时会影响潜水员的正常思维和行为，导致潜水员判断失误或违规操作，会极大增加潜水员发生其他潜水事故的风险，例如气瓶耗尽、自持式水下呼吸器爆炸、发生减压病等。可以通过以下措施来有效减轻"醉氮"的影响。

（1）入水前，保证良好的身心状态，避免饮酒和服用影响神经系统的药物；可提前准备富氧气、氦氧混合气等合法合规的气体，来降低氮气的比例，从而减少"醉氮"的发生。

（2）入水后，时刻注意控制潜水深度和时间，严格遵守潜水计划，确保在自我能力范围和安全限度内进行活动，并随时监测自己的身体状况，若感不适，及时按安全速度和原路线上浮返回；与同伴保持视讯通畅，相互观察和提醒，若发现对方出现"醉氮"迹象，在安全范围内对其进行帮助或实施救援，并及时向水面人员报告。

（胡歆瑀　张华东）

7. 为什么**潜水作业**时需要保持**双向通信**

潜水作业是指在水下进行的工程、科研、救援等活动，具有一定的风险和难度，因此需要潜水员具备专业的技能和素质，以及严格遵守安全规范。现代潜水作业，大多数作业人员在水下还是以传统的目视以及手势进行交流活动。GB 26123—2010《空气潜水安全要求》中规定，通信系统应为双向语音式通信装置。双向通信装置通过构建水面与水下全域立体式无线定位通信装置，实现了潜水员之间，以及潜水员与水面之间的定位、导航和通信等功能，保障潜水员的安全，提升水下任务执行的效率。

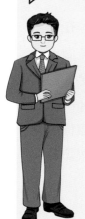

保持双向通信通畅可以让潜水员在水下及时地传递信息和指令，以及在遇到危险时进行施救和求救。水下的声音和信号受到水的阻碍发生衰减，通常比水面要弱得多，因此，潜水员需要使用适合的水下双向通信装置，如水下对讲机、水下电话、水下信号器等，以及掌握一些非语言交流方式，如使用水下手势、信号灯等。

预防水下失联应注意：①在潜水前，要仔细检查自己和同伴的装备，确保功能正常，装备齐全；②与同伴、岸上或船上的人员商定好潜水计划，包括潜水

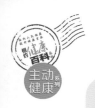

地点、深度、时间、路线、信号、任务等，以及遇到紧急情况时的应对措施；③入水后，严格执行潜水计划，切勿独立离开同伴或独自进入水下暗洞及其他危险区域；④随时检查自己的气瓶压力，观察自己和同伴的身心状况，留意水下环境变化，提前规避危险因素，防止意外发生。

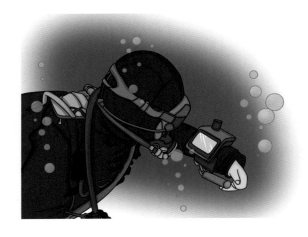

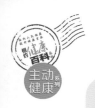健康加油站

水下失联的自救方法：若发现自己或同伴在水下走失，首先保持冷静，节省体力和氧气，避免做出错误的判断或采取错误的行动；在确保周围安全的前提下尽量向水面游去，同时发出求救信号，如信号灯、求生哨等；若路线复杂且深度较深，尽量依靠标志物按原路线返回；若无任何标志物，及时呼叫救援并保持水平姿势静止，降低耗氧量等待救援。

（胡歆瑶　张华东）

8. 为什么要严格遵循高（低）气压环境作业中的**安全规定**

在高（低）气压环境中工作，人体会出现一系列生理和心理的变化和应激，如果不注意防护，就有可能导致各种职业病和事故的发生。

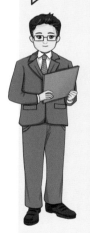

为了预防和控制高气压和低气压环境作业中的职业病，用人单位和作业人员应该严格遵守以下几个方面的要求。

（1）工作场所：设计、布局、设备、设施等应符合职业卫生的要求，保证工作环境的安全和舒适；应设置明显的警示标识、告知卡等，公布职业病危害的种类、后果、预防和应急措施等信息；应配备必要的职业病防护设备、应急救援设施、急救用品等，并定期检测、维护、保养。

（2）用人单位：应为作业人员提供符合国家标准的职业病防护用品，并督促、指导正确佩戴、使用；应对作业人员进行职业卫生培训和健康监护，普及职业病防治知识，提高作业人员安全防范意识。

（3）作业人员：应按照规定的时间、深度、速度等进行高气压或低气压作业，避免过度劳累，注意保暖、补水、补氧；应在规定的时间内进行必要的减压或适应性锻炼，如出现不适症状，应及时就医，不得强行作业。

为了提高作业人员对高气压和低气压环境作业中职业病的认识和防范意识，建议作业人员做到以下几点。

（1）了解自己所从事的工作是否存在高气压或低气压的危害，若存在危害，积极参加用人单位组织的职业卫生培训，学习和掌握相关的职业卫生知识和预防应急措施。

（2）遵守用人单位制定的职业卫生管理制度和操作规程，按照要求佩戴、使用职业病防护用品，杜绝违规操作。

（3）定期进行职业健康检查，及时发现和治疗职业病，如有不适症状，应立即停止作业，向用人单位和医疗机构报告。

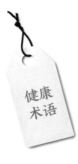

高（低）气压环境： 指压力高于或低于海平面大气压力的特殊环境，如潜水、隧道、沉箱、高压氧舱治疗、高空等环境。

（邓华欣　张华东）

三

应急救援人员的
健康密码

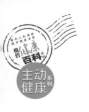

9. 为什么进行**危险作业**时需要穿戴好**个人防护装备**

工作场所的安全与否，直接关系到工作人员的生命和健康。在一些存在化学、物理、生物等危险因素的场所，如果不注意防护，就有可能引起各种职业病和事故，造成人员伤亡和财产损失。因此，工作人员在进行危险作业时需要穿戴好个人防护装备，以保护自身免受伤害。

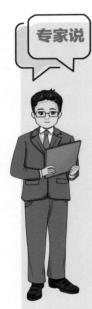

专家说

危险作业指在生产任务紧急特殊，不适于执行一般性的安全操作规程时，需要采取特别控制措施的特殊作业。危险作业的安全可靠性差，容易导致人员伤亡或设备损坏，事故后果严重。危险作业内容包括：高处作业、吊装作业、有限空间作业、动火作业、危险化学品作业、临时用电作业、盲板抽堵作业、动土作业、断路作业、管道接驳作业。

危险作业场所中可能存在的危险因素主要有易燃易爆物品、有毒有害物质及以下几种常见情况。

（1）缺氧：导致工作人员出现头晕、乏力、呼吸困难等症状，严重者可能发生窒息，失去意识，甚至死亡。

（2）高温高压：温度和压力可能高于正常水平，导致中暑、脱水、血压下降等症状，严重者可能导致热射病。

（3）高强度辐射：可能存在或产生的高强度的电磁波、射线、粒子等，可对工作人员身体功能造成严重损害，引起一系列疾病。

（4）其他危险因素：可能存在其他的危险因素，如触电、淹溺、坠落、物体打击、机械伤害、灼烫、坍塌、掩埋等，造成工作人员的外伤或内伤。

危险作业引起的事故往往具有突发性、隐蔽性、连锁性和致命性等特点，一旦发生，后果往往十分严重，因此，必须高度重视危险作业的安全防护，严格遵守相关的安全规定，采取有效的防护措施，保护自己和他人的生命安全和健康。为了保证安全和健康，危险作业中的人员应该做到以下几点。

（1）进入危险场所前：对危险场所进行风险评估，制订详细的作业计划和应急预案，明确作业人员的职责和要求；根据危险因素的类型和程度，选择合适的个人防护装备。

（2）进入危险场所后：按照使用说明和规范，正确使用个人防护装备；及时汇报作业情况，如发现异常，须立即停止作业并撤出，采取应急措施并汇报上级单位；密切观察作业人员身体状况，若发生意外，立刻按预案实施救援，以免造成不可挽回的后果。

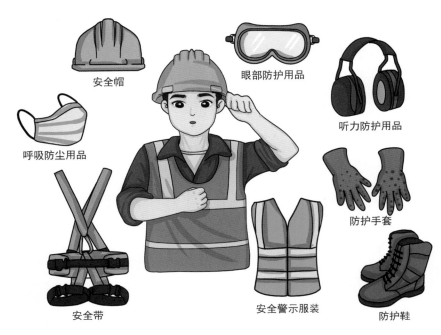

安全帽

眼部防护用品

听力防护用品

呼吸防尘用品

防护手套

安全带

安全警示服装

防护鞋

（张华东）

10. 为什么**应急救援人员**会患**创伤后应激障碍**

应急救援人员是指在各类事故灾难中参与救援的专业人员，如消防员、医护人员、武警、志愿者等。他们经常面对生死危机、血腥场面、人员伤亡等创伤性事件，这些事件会对他们的心理健康造成严重的影响，导致他们出现创伤后应激障碍。

专家说

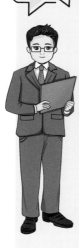

应急救援人员是一群特殊的群体，他们经常直接面对各种危险和灾难，如火灾、地震、洪水、恐怖袭击等，这些事件不仅造成巨大的物质损失和人员伤亡，还会造成灾后特定的心理影响。创伤后应激障碍作为其中一种严重的心理健康问题，不仅影响应急救援人员的身心健康，还可能导致自杀、家庭暴力、职业倦怠等社会问题。因此，应急救援人员的心理健康值得高度重视，应急救援人员需要及时对不良心理影响进行有效的预防和干预。

为了保证心理健康，应急救援人员应该做到以下几点。

（1）开展应急救援前：进行心理评估，确保身心状况良好，心理承受能力不足或本身存在心理健康问题的人员应停止参与救援行动并及时寻求专业心理医生的帮助。

（2）开展应急救援时：注意自我防护，严格遵守安全规范，减少危险的暴露，避免不必要的伤亡。劳逸结合，适当休息和放松，保持身体健康和精力充沛。

（3）应急救援后：再次进行心理评估，确保自身身心状况良好，若出现创伤后应激障碍症状，须及时接受心理治疗或药物治疗，缓解相应症状，改善心理状况。

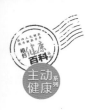

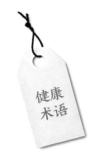
健康术语

创伤后应激障碍：指个体经历、目睹或遭遇一个或多个涉及自身或他人的实际死亡，或受到死亡的威胁，或严重受伤，或躯体完整性受到威胁后，所导致的个体延迟出现和持续存在的精神障碍。主要特征为创伤性事件的再体验、回避症状和警觉性增高。

（张华东）

11. 警察与医务人员存在哪些

职业暴露风险

警察和医务人员属于两个不同的职业，但是他们都有一个共同的特点，就是在工作中经常面对各种危险因素，如暴力、刺伤、感染等，这些因素可能对他们的身体和心理造成损害，因此，警察与医务人员存在类似的职业暴露风险。

专家说

警察和医务人员面临的职业暴露风险主要有以下几个方面。

（1）感染性职业暴露：在工作中接触携带各种传染病（如艾滋病、肝炎、结核病等）的人员或物品，如果不注意防护，就有可能被感染。感染途径主要有

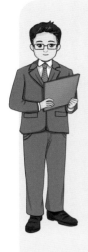

穿刺伤、黏膜暴露、皮肤暴露、呼吸道暴露等。

（2）放射性职业暴露：在工作中接触含有放射性物质的人员或物品，如果不注意防护，就有可能受到放射性物质的辐射影响。

（3）化学性职业暴露：在工作中接触有毒有害物质，如毒品、化学品、药品、消毒剂等。中毒途径主要有吸入中毒、摄入中毒、皮肤接触中毒、眼睛黏膜接触中毒。

（4）物理性职业暴露：在工作中接触含有物理性危害因素，如噪声、振动、温度、湿度、光照、电磁波等，损伤类型主要以噪声损伤为主。

为了保证职业健康，警察和医务人员应该做到以下几点。

（1）在进行职业活动前，要进行职业暴露的风险评估，确定是否存在暴露的必要性，若评估结果显示确实需要暴露于特定风险因素，则须制订详细的防护措施和应急预案，并清晰规定工作人员的职责和要求。

（2）在进行职业活动时，要根据暴露因素的类型和程度，选择并使用能够有效防止或减轻伤害的个人防护装备。应注意在日常做好装备的维护和保养工作，确保使用前有完好的个人防护装备。

（3）在进行职业活动后，要进行职业暴露的监测和检查，及时发现和报告异常或不良反应，并根据情况采取相应的急救或治疗措施。

（张华东）

四

飞行员及航天员的
健康密码

12. 为什么跨时区的**长途飞行**会让人**情绪低落**

很多人在跨时区的长途飞行后出现疲劳、睡眠障碍和昼夜节律紊乱等症状，还会发生易怒、心情低落等情绪问题。许多航空航天机组人员因长期持续飞行，会表现出较为明显的抑郁和焦虑症状。

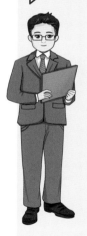

由于时区和作息时间的不同，在很短的时间内跨越了时区，机组人员的生物钟和睡眠周期可能会发生改变，并会影响正常的身体状态，包括导致多巴胺、褪黑素等激素水平的非同步化，从而引起疲劳、睡眠困难、情绪变化、肠胃症状和其他健康问题。

有研究显示，与国内机组人员相比，国际机组人员的睡眠质量较差，失眠风险较高。跨时区飞行的机组人员需要更长的时间才能实现睡眠时间和质量的完全恢复。对于孕期前三个月的女性机组人员来说，长时间的昼夜节律紊乱可能导致更高的流产风险。

此外，飞行方向不同对人体产生影响的程度也有差异，向东飞行比向西飞行的负面影响更大。

机组人员可以采取以下措施来降低跨时区长途飞行对人体健康的影响。

（1）尽量避免或减少在平时睡眠时间段内进行长时间或跨时区飞行。如果上述情况无法避免，要注意保持原本的生物钟，在与平时相同的时间点安排睡眠和活动。正在怀孕或计划怀孕的机组人员，要充分考虑工作暴露情况对生理周期可能造成的影响。

（2）根据实际情况科学调整时差。一般来说，如果目的地与出发地相隔少于 3 个时区，不需要特意调整时差；即使目的地与出发地相隔超过 3 个时区，但在目的地停留少于 3 天，也不需要调整时差，否则时差还未调整过来，在离开目的地后又要按新的地点来调整时差；如果目的地与出发地相隔超过 3 个时区，并且在目的地停留超过 3 天，就需要采取调整睡眠环境和饮食等措施调整时差，以减少不适感和尽快适应目的地环境。

（丁晓文）

13. 为什么机组人员更容易受到

放射性损伤

宇宙射线来自外层空间，含有大量电离辐射，且强度随着高度和纬度而变化，在 10km 以上高空飞行时，会受到更高水平的宇宙辐射。受地球磁场捕获辐射粒子的影响，在高纬度地区，特别是两极地区飞行时，受到的辐射强度更大。美国国家辐射防护与测量委员会报告提到，航空机组人员的年平均有效剂量（3.07mSv）是美国所有受辐射照射工作人员中最高的。

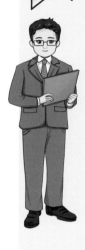

专家说

　　宇宙辐射的剂量在世界各地有所不同，主要取决于地球纬度、海拔高度，其剂量随着两者的增加而增加。航班飞行在高空受到的辐射比地面大，极地航班受到的辐射又要比非极地航班更大，因此，机组人员尤其是极地航班机组人员更容易受到宇宙辐射影响。世界卫生组织国际癌症研究机构提出，电离辐射会导致人类癌症。此外，多项研究显示，电离辐射还会引起生殖问题。美国国家职业安全卫生委员会的一项研究发现，女性机组人员怀孕前三个月暴露于0.36mSv或更多的宇宙辐射可能会增加其流产风险。另外，宇宙辐射还会增加机组人员罹患白内障等疾病和出现腰腿痛等症状的风险。

　　可以考虑采取以下措施来降低宇宙辐射对机组人员健康的影响。

　　（1）合理安排飞行计划：尽量减少长时间、高纬度的飞行或飞越两极的飞行，以降低宇宙辐射的暴露量；已经怀孕或计划怀孕的女性机组人员，如果在起飞前已知正在发生太阳粒子事件，应及时调整出行安排。

　　（2）做好个人剂量监测和健康监护：国际辐射防护委员会建议机组人员连续5年的年平均有效剂量不

应超过 20mSv（即 5 年内共 100mSv），欧盟成员国要求空勤人员的辐射暴露剂量在可能超过 1mSv/ 年的情况下应进行评估，并调整工作时间表，使任何人的辐射暴露剂量每年不超过 6mSv。因此，应为机组人员配备个人剂量监测设备，并将针对性的放射体检项目纳入其职业健康体检项目。

（丁晓文）

关键词

宇宙射线 宇航员

14. 为什么**宇宙射线**是宇航员生命安全的最大威胁

宇宙空间中存在着极高强度的宇宙射线，但由于地球大气层的屏蔽作用，生活在地球上的人们几乎不会受到这些射线的影响。然而，一旦脱离了地球表面的保护，宇航员就会直接置身于充满辐射的太空环境中。这种暴露可能会引发一系列健康风险，如肿瘤、中枢神经系统受损、认知功能改变、运动功能下降以及急性行为改变等。

专家说

电离辐射能够使受作用物质的分子或原子发生电离，作用于人体或生物体时，可引起组织细胞中原子或分子的变化，使受照细胞被杀伤或发生变异，从而

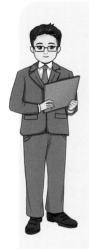

导致对人体的各种健康危害。宇航员面临的最大挑战是空间辐射诱导的肿瘤、心血管疾病等健康问题。如果遭遇太阳粒子事件等空间灾害事件，还将面临急性放射损伤甚至生命威胁。

辐射防护的三大基本原则是：远离放射源、缩短暴露时间和采用屏蔽措施。对于空间探索任务而言，前两条都不可行。第三条也存在疑问，空间辐射能量高，物理屏蔽措施无法完全防护。较为可行的措施包括选择合适的发射时机、采用药物或膳食补充剂降低辐射效应以及进行辐射抵抗性航天员的筛选等。

屏蔽电离辐射的方法是在人和辐射源之间提供尽可能多的物理材料。最理想的方法是使用高密度的厚材料，这种材料能从辐射源中吸收高能粒子，但由于其质量很大，在太空作业中很难做到这一点。其次是采用屏蔽材料，铝和聚乙烯是最常用的屏蔽材料，它们能将太阳粒子事件辐射的伤害水平平均降低 50%。但是屏蔽材料对银河宇宙射线辐射防护作用较弱，平均只能降低 7% 的剂量水平。此外，组织内还会产生二次辐射，进一步降低了银河宇宙射线屏蔽的效益。

对宇航员进行射线追踪是非常必要的，常用的有舱内辐射剂量计包、航天员个人辐射剂量计包、航天员个人辐射剂量仪、舱内辐射环境监测仪，这些产品可以对飞船舱内和宇航员个人受到的辐射剂量进行在轨测量，以控制宇航员接受的有效辐射剂量总量。

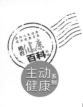

健康加油站

关键词

太空飞行　失重防护

空间辐射的三个主要来源是银河宇宙射线、太阳粒子事件和地球俘获带辐射。银河宇宙射线对飞行过程产生全方位的持续作用，虽然总体辐射能量较低，但是由于累积作用，在远距离、长时间的飞行任务中仍然会对机体产生较大伤害。与银河宇宙射线相比，太阳粒子事件的发生时间较为短暂且随机。因其具有极高的能量，会给在地球轨道外进行航空飞行作业的宇航员带来极大的危害，例如在 1972 年 8 月和 1989 年 10 月发生的太阳粒子事件，即使在 1.9cm 厚度铝板或 5cm 厚度水的防护下，宇航员所接受的全身辐射剂量仍高达 2Gy。地球俘获带辐射是当带电粒子被困在地球磁场中并在磁场内旋转时产生的辐射，以 10MeV 左右的质子和电子为主，航天器舱壁可以屏蔽。

（丁晓文）

15. 为什么航天员在太空飞行会 "变胖"

有报道指出，宇航员们在工作时的状态似乎和上天之前有些不一样，具体表现为"变圆润了"。但实际上，这种"胖"并非我们通常所理解的那种胖，而是一种正常的生理反应。

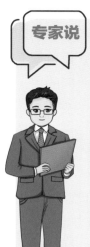

在地球上，地心引力使人感受到正常的重力，从而使我们的身体保持一种恒定的状态。人体的血液在正常的循环中流动，这种流动在一定程度上得益于重力的作用。然而在太空几乎完全失重的情况下，我们可以看到一些水珠都是会飘浮在空中不下降的。人体内 70% 以上都是水分，血液中的水分更是高达 90%，完全失重的情况会大大减弱循环能力。如此一来人体的血液黏度和流动速率都会改变。在微重力状态下，由于血液和身体水分的循环作用减弱，它们会分散在身体各处并慢慢累积，进而导致"浮肿"现象。因此，人看起来就像是变胖了一样。航天员们自身的感觉就是身体部位有膨胀感，但随着时间推移，这种情况会有所好转。

为避免航天员返回后不适应地球的重力环境，航天飞行普遍采用以体育锻炼为主的体医融合失重防护策略。我国在轨航天员每天至少有 2 小时进行相关的训练，空间站里有跑台、自行车，还有拉力器、"企鹅服"等相关设备。一个星期有 3~4 次防止航天员失重生理效应的对抗措施训练，就能达到效果。

（1）太空失重生理防护策略：太空失重环境下的生理防护策略包括药物治疗、下体负压、人工重力、"企鹅服"、电针刺激等多种防护措施，这些方法可在一定程度上减轻失重给人体带来的负面影响。具体来说，下体负压技术能够促使血液向下肢转移，从而减

少回心血流量，达到刺激心脏搏动、提升心血管功能的目的。航天员穿着特制的"企鹅服"，由于衣服的内置拉力带，在进行各项操作和运动时必须克服弹性阻力，由此可达到锻炼肌肉的目的。此外，电针刺激方法是通过经皮电刺激，刺激神经的交汇处或特定穴位，对航天员进行体外的干预刺激，以达到失重防护的目的。

（2）基于运动锻炼的太空失重防护：运动锻炼防护方案被证实可增加心血管负荷和有效循环血量，从而提高心肺功能和有氧工作能力；同时可以对抗失重性肌萎缩和代谢改变，从而维持肌肉力量。目前经常采用的运动方式为有氧运动（跑台、自行车）与抗阻运动（飞轮、弹力带）两种。

（丁晓文）

16. 为什么宇航员必须要做
航天环境适应性训练

航天员为了更快地适应航天环境，须进行航天环境的适应性训练，以提高快速适应微重力环境的能力、应对高强度太空工作的能力、抵抗特殊环境心理压力的能力、应急救生生存的能力以及高效完成飞行任务的能力。

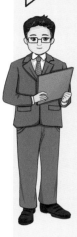

在太空中，人类处于微重力的环境，不仅行动受到很大的限制，骨骼和肌肉等组织还可能会逐渐萎缩，引起身体不适甚至危及生命。除此之外，太空中还存在低气压、宇宙辐射等问题，都会对人体造成很大的影响。因此，为了适应太空环境，宇航员需要在地面接受特殊训练，以保证在太空中的身体素质达标。

（1）超重训练：人的超重耐力是可以通过训练提高的。具体的训练方法是让受训者半卧或坐在离心机的座舱里，逐渐增加离心机的转速，这时超重值逐渐增加，直到不能耐受，再逐渐降低离心机的转速。还可以结合飞行任务模拟飞船上升和返回时所遇到的超重曲线，进行周期性的训练，或加入其他因素进行综合性体验。

（2）失重飞行训练：包括短期失重飞行训练和模拟失重飞行训练。其中短期失重飞行训练用的是失重飞机。这种特别改装的飞机在进行抛物线飞行时可产生 25~35 秒的失重，失重飞机飞一个起落可完成 15 个左右的抛物线飞行。利用短暂的失重可进行体验失重、空间定向、人体行为、失重状态下的生活和工作等训练。

（3）浸水训练：人在水中时，由于流体静压和重力负荷作用减少，可产生类似失重时的一些变化和感觉，可模拟失重产生的体液头向分布和漂浮感。浸水训练是在一个大水槽中进行的，可以将航天器的 1：1

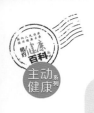

模型放在里面，训练航天员失重情况下的工作能力。例如，训练航天员的出舱活动，在舱内和舱外工作时的动作协调性等。

（4）头低位训练：头低位时，下身的血液会冲向头和胸部，因此如果在地面经常让受训者处于头向下的位置，进入太空后，航天员对失重环境的适应会加快，产生的不舒服感觉会减少。我国的航天员在发射前几天的晚上，也会采用这种头低位的方式睡觉，这样可以使航天员入轨后更快地适应失重环境。

（5）前庭功能训练：失重会影响人体内耳的前庭器官，为了增强前庭器官的适应能力，可在地面采用转椅、秋千、跳弹力网、体育训练等方法训练人体的前庭器官。

（丁晓文）

五

消防员的
健康密码

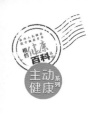

17. 为什么**心血管疾病**
会成为消防员的"隐形杀手"

关键词

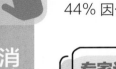

消防员 心血管疾病

消防员最常见的死亡原因不是灼伤或吸入烟雾，而是心血管疾病。美国国家消防协会报告称，在 1995—2004 年的 10 年间，美国44% 因公殉职的消防员直接死因为心脏性猝死。

专家说

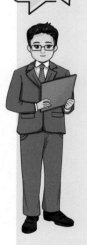

消防员罹患心血管疾病是由个人因素和工作场所因素共同造成的。

个人因素包括年龄、性别、家族史和不良生活习惯等，高血压、2 型糖尿病、肥胖、血脂异常、较低的心肺适应能力等都会增加罹患心血管疾病的风险。

工作场所因素主要有如下几个方面。

（1）火灾烟雾：烟雾中的一氧化碳和氰化氢会导致细胞内缺氧并引发心脏疾病。烟雾中还含有高浓度的颗粒物，长期反复暴露可能导致或加重动脉粥样硬化等健康问题。

（2）现场高温：高温会使消防员体温升高，导致出汗和体液流失，引起血清电解质变化、每搏输出量（心脏每次收缩时由一侧心室射出的血量）降低或心排血量降低，增加心肌缺血、心律失常和传导异常的风险。

（3）噪声暴露：噪声暴露会增加高血压和缺血性心脏病的风险。消防员的噪声暴露主要体现在警报器、空气喇叭、柴油发动机以及大型建筑火灾本身的轰鸣声。在紧急行动期间，测量到的声级可超过 120dB。

（4）高体力活动和警报：消防员高强度的日常训练和灭火行动，以及随时可能响起的警报声，都会导致消防员持续心率加快，诱发疾病。

（5）精神压力：消防员面临的对集体生活不适应、各种灾害事故现场的惨烈场景、战友的伤亡事故等精神压力，如得不到缓解，将对生理、心理造成不利影响，有可能导致血压升高、心脏负担加重，诱发心律失常等严重心血管疾病。另外，受压力过大等因素的影响，不少消防员养成了吸烟、饮酒、暴饮暴食等不良生活习惯，也易诱发或加速某些潜在疾病的恶化，导致心源性猝死的发生。

（6）轮班工作和加班：消防员通常是 24 小时轮班，工作时间长、压力大且容易疲劳，会导致生理负荷过重，诱发猝死。

（丁晓文）

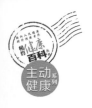

18. 为什么**消防员**是最**危险**的职业之一

关键词

消防员 危险职业

消防员是世界上公认的最复杂、最危险的职业之一。我国消防救援队伍职能特点为"全灾种、大应急"，消防员除日常训练、执勤和灭火任务，还要承担各种应急抢险救援活动，据应急管理部不完全统计，2018—2023 年全国有 165 名同志献出了宝贵的生命，1 300 多人光荣负伤。

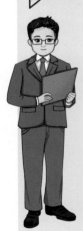

专家说

消防员面临的危害具有多样性、不可预测性和复杂性。

（1）燃烧的火焰、高温固体和强热辐射可能引起消防员皮肤、皮下组织等烧伤，若吸入高温烟气或热空气，则可能造成肺部烧伤，严重者可危及生命。

（2）消防员可能接触火灾产生的复杂混合燃烧产物（如多环芳烃、挥发性有机化合物）、金属烟雾，这些有害物质的接触在一定程度上增加了消防员的患癌风险。在处理化学品泄漏时，消防员也可能因接触化学物质而中毒。此外，如出警后个人防护装备没有被正确清洗，有害毒素就会污染车辆和消防站，给穿戴装备的人员带来伤害。

（3）消防员经常要在手持水枪、背负防护装备等负重条件下，长时间保持立式、跪式、卧式等强迫体位作业，或频繁进行跑动、弯腰、抬举等不良姿势作业，同时还需要承担搬运、清理重物等任务，特定部位极易受到过度压迫、牵拉，造成骨折、脱臼、扭伤、拉伤和劳损等职业损伤。

（4）消防员的职业特点决定了他们必须 24 小时处于战备执勤状态，精神长期处于应激状态；且在执行任务时，会随时遇到爆炸、坍塌等险情，见到人员伤亡等惨烈景象，长期面对心理创伤的应激源，这些往往会对消防员的心理健康造成不良影响，导致他们极易出现各种心理健康问题，其中创伤后应激障碍最为常见。

（5）在处置一些特殊事故，如核与辐射事故、生物实验室事故等突发事件时，消防员还有可能受到电离辐射、病毒和细菌感染等。

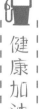

健康加油站

为有效保护消防员生命安全和健康，须从多方面采取预防措施：①持续加大消防救援工程技术措施研发；②规范配备个体防护用品并加强培训教育；③强化现场风险评估和医疗救援保障工作；④重视消防员职业健康检查工作；⑤建立心理疏导机制，定期开展心理辅导和培训；⑥科学评估消防员身体功能，合理安排日常训练，加强对消防员运动损伤的防治教育。

（丁晓文）

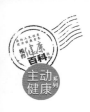

19. 如何正确解开**消防员**的**心理密码**

消防员的工作内容往往具有突发性、不可预期性、高风险性、高应激性、复杂多变性等特点。消防员长期面对心理创伤的应激源，且长期处于危险和紧张的应激状态，极易出现各种心理健康问题，其中创伤后应激障碍最为常见。美国的一项研究显示，有近33%的消防员具有创伤后应激障碍症状；国内一项研究显示，消防员创伤后应激障碍症状发生率达到了28.74%。

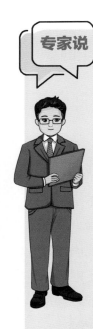

专家说

消防员在救援过程中经常面临恶劣环境、人员伤亡、生命安全受威胁等强烈刺激，一直保持紧张的精神状态。同时，在灭火救援工作中身体状态不断下降以及外界环境造成的心理压力，也是消防员出现心理问题的主要原因。

消防员由于经常目睹或置身火灾、车祸等警情场面，容易出现恐惧、焦虑、沮丧、愤怒等负面情绪和生理反应，这些压力和情绪的长期累积可能导致急性应激障碍和创伤后应激障碍等心理障碍。如缺乏及时有效的心理干预和辅导，这些障碍还会引发恐惧、焦虑和抑郁等心理问题，对消防员的职业心理、社交生活产生负面影响。

调节消防员心理状态的措施主要包括如下几个方面。

（1）构建心理健康预警系统：建立消防员个人心理档案，进行定期检测与重大事件后检测，提供预警提示。结合消防员工作实际，预测可能出现的应激反应，并采取有效的预防和应对措施。

（2）完善心理干预机制：设立医疗点与心理服务处，基于消防员多发心理问题制订专门处方。配备危机干预专员，随时应对突发状况下个体的危机状况并实施干预。丰富心理治疗手段，建立心理问题后期保障制度，以保障消防员权益。

（3）加强心理知识培训和心理训练：向消防员普及心理卫生健康知识，构建专属心理训练课程，在执行重大任务前开展针对性的心理训练，增强消防员应对突发事件的心理承受力和抗逆力。

（4）优化消防员休整体系：适度提高休整时间比例。在保障任务前提下，采取休假、开展趣味活动和调整训练休息时间等措施。同时须科学安排膳食，以进一步改善消防员工作条件，保证其身心健康。

（丁晓文）

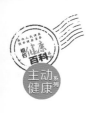

20. 为什么**消防员**一定要背着那么重的**装备**

　　消防员个人防护装备是指消防员在进行救援工作或者演习训练时佩戴和使用的防护装备，总重量可以从几十斤到近百斤不等。这些装备基本都是消防员贴身使用的，是保障消防员安全和健康的最后一道防线，是消防员的"第二生命"。此外，这些装备还可以帮助消防员在火灾现场进行有效的救援和灭火工作。

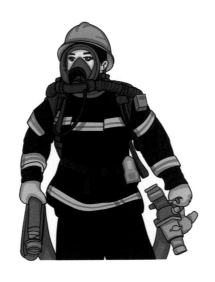

　　目前，我国消防员配备的防护装备已开发出基本防护装备和特种防护装备两类，其中消防员常用的基本防护装备共配备 23 种，主要包括消防头盔、消防员灭

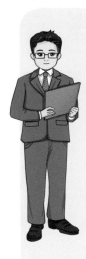

火防护服、消防手套、消防安全腰带、消防员灭火防护靴、正压式消防空气呼吸器、佩戴式防爆照明灯、消防员呼救器、方位灯、消防轻型安全绳、消防腰斧、消防员灭火防护头套、防静电内衣、消防护目镜、抢险救援头盔、抢险救援手套、抢险救援服、抢险救援靴等。

从外界因素来讲，消防员的个人防护装备应适时更新和改进技术参数，从而提高性能。安全装备的设计要以实战为主。防护装备的设计应强调安全与舒适的平衡，在保证安全性能的基础上减少服装负荷。应设计多种款式，确保个性化，尽量使每位消防员感到合身、舒适。各单位在引进新的器材装备时，要注重对消防救援人员进行培训，使其全面掌握器材装备的性能及操作方法，掌握基本的工作原理等，提升人员整体器材装备管理水平。

从自身来讲，消防员适应自身装备的训练通常包括以下几个方面：①穿戴装备的训练：包括穿戴防护服、头盔、手套等装备，并且进行各种动作和工作，以确保消防员在穿戴装备的情况下能够灵活行动；②身体素质训练：包括提高消防员的体能和耐力，以确保消防员在穿戴重型装备的情况下依然能够承受高强度的工作；③应急反应训练：在穿戴装备的情况下进行各种模拟火灾、救援等应急情况的训练，以提高消防员在实际工作中的应对能力。

（丁晓文）

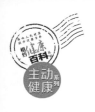

21. 消防员会遇到哪些 肌肉骨骼疾患的困扰

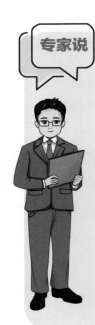

关键词

消防员 肌肉骨骼疾患

工作相关肌肉骨骼疾患是指在职业活动中接触工作场所中的危险因素，如重复操作、不良姿势、负荷、振动等，导致或加重的肌肉、肌腱、骨骼、韧带、神经及局部血液循环系统的损伤。研究显示，消防员长期处于高强度工作状态，肌肉骨骼疾患患病率较高，其中，腰部、膝部及肩部肌肉骨骼疾患发生情况最为严重。波兰一项关于消防员职业伤害的调查也表明，脱臼、骨折等肌肉骨骼损伤是导致消防员缺勤的最常见原因。

专家说

肌肉骨骼疾患主要是由负重、强迫体位、不良姿势等工效学因素引起。消防员在执行工作任务时，经常要在手持水枪、背负防护装备和救援工具等负重条件下，长时间保持立式、跪式、卧式等强迫体位作业，或频繁进行跑动、弯腰、抬举等不良姿势作业，同时还需要承担搬运、清理重物等工作任务，因此，某些特定部位极易受到过度压迫、牵拉，造成骨折、脱臼、扭伤、拉伤和劳损等职业损伤。

可以考虑采取以下预防措施来降低消防员发生肌肉骨骼疾患的风险。

（1）采用正确的搬运姿势，避免个人搬运大型物体，必要时可两人或多人协同搬运物体；对于较重的物品使用自动搬运设备，如叉车、自动导向车。

（2）选用并正确使用符合人体工效学设计的工具和设备，避免不良姿势作业。

（3）确保工作区域没有滑倒、绊倒和摔倒的危险。

（4）科学制订训练计划，合理安排运动量，避免消防员进行力不从心的训练操作，科学调配训练内容，把握训练规律，循序渐进，科学减少训练带来的消防员职业损伤。

（5）加强消防员的防病防伤知识培训和急救技能训练，增强消防员的防病防伤意识和能力。

（6）注意训练前的热身以及训练后的放松；当发生损伤时，注意休息，避免加重病情。

（7）注意平时的饮食，多补充蛋白质、维生素以及钙。

（丁晓文）

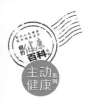

22. 为什么**消防员**
罹患**癌症**的风险会更高

关键词

混合燃烧 致癌物

勇敢的消防员们每天置自身安全于度外，只为维护社会安全，是人们心目中当之无愧的"烈火英雄"。但在职业活动中，常年身处火灾现场并接触有毒化学物质，使得消防员患上某些癌症的风险比一般人高。

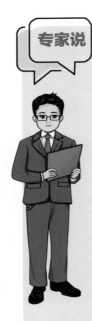

专家说

国际癌症研究机构报告称消防员是最有可能罹患癌症的职业之一。国际癌症研究机构工作组有充分的证据证明消防员职业与间皮瘤和膀胱癌有关，发病的相对风险（即与普通人群发病率的比值）分别为 1.58 和 1.16。

消防员需要对各类火灾（如建筑物火灾、荒地火灾和车辆火灾）和非火灾事件（如车辆事故、医疗事故、危险物质释放和建筑物坍塌）作出快速反应，可能接触火灾产生的复杂混合燃烧产物（如多环芳烃、挥发性有机化合物）、金属烟尘和微粒、建筑材料（如石棉）以及其他危害（如热负荷、紫外线辐射和其他辐射）。虽然消防员对这些有毒有害物质是间歇性接触，但短期内接触的强度和浓度可能很大。此外，消防用纺织品中阻燃剂的使用和消防泡沫中持久性有机污染物（如全氟和多氟物质）的使用，均在一定程度上增加了消防员的患癌风险。

　　火灾出警结束后，如果个人防护装备没有被正确清洗，装备上的有害毒素会污染车站和消防站，最终可能给再次穿戴装备的人带来身体伤害。同时，如消防员用被污染的手直接抓取食物，有可能面临罹患食管等消化器官癌症的风险。

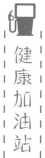

健康加油站

　　消防员主要依靠个人防护装备来减少有毒有害物质的接触。佩戴合适的正压式空气呼吸器可防止吸入空气中的有毒化学品。严格遵守消防防护服清洁指南，可以显著地减少工作中接触有毒物质的含量。ISO 23616：2022《消防员个人防护装备（PPE）的清洁、检查和维修》为消防员防护服的合理选择、护理及保管等提供了指导。此外，消防员还须在定期体检中进行癌症筛查。

（丁晓文）

六

受限空间作业人员的健康密码

23. 受限空间作业有哪些危害

在能源、冶金、建筑、机械、危险品、纺织、烟草等行业，常存在受限空间作业。受限空间与我们日常的工作场所完全不同，它们不是进行常规固定作业的场所。受限空间内由于可能存在或产生一氧化碳、甲烷等有毒有害、易燃易爆气体，并存在缺氧危险，劳动者在其中作业时如果防范措施不到位，就有可能发生中毒、窒息，遇到火灾、爆炸等事故。受限空间的安全事故层出不穷，只有识别清楚受限空间的类型，并熟悉受限空间相关的安全知识，才能谨防"无限"风险。

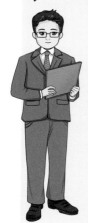

专家说

受限空间分为地下受限空间、地上受限空间和密闭设备3类。常见的地下受限空间有地下室、地下仓库、地下工程、地下管沟、暗沟、隧道、涵洞、地坑、深基坑、废井、地窖、检查井室、沼气池、化粪池、污水处理池等；地上受限空间有酒糟池、发酵池、腌渍池、纸浆池、粮仓、料仓等；密闭设备有船舱、贮（槽）罐、车载槽罐、反应塔（釜）、窑炉、炉膛、烟道、管道及锅炉等。

受限空间种类繁多，无法一一列举，在各种工作场景中总可能会遇到"意想不到"的受限空间。为了避免在这些受限空间中发生无法预料的危险，可以做好以下几个方面。

关键词

受限空间作业 危害

六　受限空间作业人员的健康密码 | 275

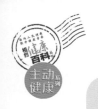

（1）让安全成为习惯，进入工作场所前，应首先做好安全防护，让安全行为成为无意识动作。

（2）加强学习和培训，充分学习安全生产知识，掌握安全生产技能，将准备工作和防护措施牢记心间。

（3）留意场所安全警示标志、安全告知牌或职业病危害因素告知卡等，知晓受限空间中的危害因素，让心里更"有底"。

（4）作业期间应设监护人。监护人应由具有生产（作业）实践经验的人员担任，并经专项培训考试合格，佩戴明显标识，持培训合格证上岗。

（5）需要进行受限空间作业时，保持有限空间出入口畅通，设置明显的安全警示标志和警示说明；作业前清点工器具，保证与外部有可靠的通信联络，保证有监护人员在作业现场全程监护，并与其保持联系；存在交叉作业时，采取避免互相伤害的措施。

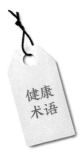

受限空间： 指封闭或者部分封闭，与外界相对隔离，进出口受限但人员可以进入，未被设计为固定工作场所，作业人员不能长时间在内工作，自然通风不良，易造成有毒有害、易燃易爆物质积聚或氧含量不足，或存在淹溺、坍塌掩埋、触电、机械伤害等其他危险有害因素的空间。受限空间的氧含量一般为 18%~21%，在富氧环境下不高于 23.5%。

（聂云峰）

24. 受限空间作业**认知误区**
有哪些

"没有闻到异常气味或看到任何危险,进入没问题吧?""一旦发生意外,憋口气就可以进去救人了""都已经派专人看着了,现场就不用再挂安全警示牌了"……关于受限空间作业,这几种错误认知不能有!

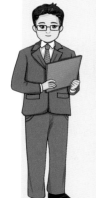

专家说

误区一：没有闻到异常气味或看到任何危险,进入没问题。

正解：没有发现危险,并不代表危险不存在。受限空间易造成有毒有害、易燃易爆物质积聚,或存在氧含量不足、坠落、触电、坍塌等致命危害。

误区二：都检查过了,没问题了,可以不用测试仪器了。

正解：受限空间作业要严格遵守"先通风、再检测、后作业"的原则。未经通风和检测合格,任何人员不得进入受限空间作业。检测的时间不得早于作业开始前 30 分钟。并且,作业过程中,应对受限空间作业面气体进行实时监测,并进行持续通风。

误区三：作业过程中有人发生意外,憋口气就可以进去救人了。

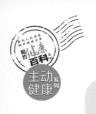

正解： 发生受限空间作业事故后，要第一时间汇报险情，联系专业救援人员、医护人员，各方配合，科学、安全地实施救援。同时，进入受限空间施救人员应佩戴呼吸器、安全绳等防护用品，在确保自身安全后再进入施救，切忌盲目施救。

意识不到的危险，才是最大的危险。在工作中要杜绝"未通风、不检测、擅自进入，不培训、无票证、盲目施救"等现象的发生。进行受限空间作业应注意以下几点。

（1）进行受限空间作业必须办理"受限空间安全作业票"，涉及动火、临时用电、高处等作业时，必须获得相应的作业许可。

（2）实行"三不进入"，即无受限空间作业许可证不进入，监护人不在现场不进入，风险防控措施不落实不进入。

（3）作业过程要实行全过程视频监控。对确实难以实施视频监控的作业场所，应在受限空间出入口设置视频监控。

（4）应严格遵守"先通风、再检测、后作业"的原则，严禁在检测不合格的情况下进行作业。

（5）发生事故后，现场有关人员应当立即报警，禁止盲目施救；应急人员施救时，应当做好自身防护，佩戴必要的防护器具、救援器材。

（聂云峰）

25. 受限空间作业的
要求有哪些

受限空间作业涉及的领域广、行业多，作业环境复杂，危险有害因素多，容易发生安全事故，造成严重后果。受限空间作业全过程应该符合《工贸企业有限空间作业安全规定》（中华人民共和国应急管理部令〔2023〕第13号）、《危险化学品企业特殊作业安全规范》（GB 30871—2022）等作业规范。

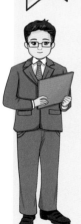

专家说

作业前，应对受限空间进行安全隔离，要求如下。

（1）与受限空间连通的可能危及安全作业的管道应采用加盲板或拆除一段管道的方式进行隔离，不应采用水封或关闭阀门代替盲板作为隔断措施。

（2）与受限空间连通的可能危及安全作业的孔、洞应进行严密封堵。

（3）对作业设备上的电器电源，应采取可靠的断电措施，电源开关处应上锁并加挂警示牌。

（4）应保持受限空间内空气流通良好，确保受限空间内的气体环境满足作业要求。

对监护人员的特殊要求有如下几点。

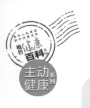

（1）监护人员应在受限空间外进行全程监护，不应在无任何防护措施的情况下探入或进入受限空间。

（2）在进行风险较大的受限空间作业时，应增设监护人员，监护人员应随时与受限空间内作业人员保持联络。

（3）监护人应对进入受限空间的人员及其携带的工器具种类、数量进行登记，作业完毕后再次进行清点，防止遗漏在受限空间内。

对于从事受限空间作业的人员，有如下几点要求。

（1）从事受限空间作业的人员须经健康检查和安全生产培训，且考核合格。

（2）在每次作业前，必须制定事故应急救援预案，并做好安全技术交底。

（3）作业过程中，工贸企业应当安排专人对作业区域持续进行通风和气体浓度检测。作业中断的，作业人员再次进入有限空间作业前，应当重新通风，气体检测合格后方可进入。

（4）进入受限空间，企业应按规定办理《受限空间安全作业票》。

（5）受限空间出入口应保持畅通，并设置明显的安全警示标志，作业中断过程中，应采取必要的警示或隔离措施，防止人员误入。

（6）携带进入受限空间作业的工具、材料要登记，作业结束后应当清点，以防遗留在受限空间内。

受限空间作业需要注意什么

（聂云峰）

七

空乘人员的
健康密码

26. **空乘人员**光鲜亮丽的工作背后有哪些不为人知的"**辛酸**"

关键词

空乘人员　职业健康风险

空乘这一职业，在很多人看来都是轻松体面的工作，光鲜的外表，高额的薪水，还可以去不同国家接触不同的文化……但是大家也许不知道，空乘人员承担着多少职业健康风险，有多少不为人知的"辛酸"。

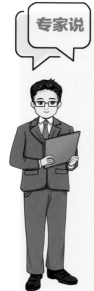

专家说

民航飞机一般以 900km/h 的速度在海拔 8 000~13 000m 的高空飞行。这样的高度，飞机处于一个极其恶劣的环境中。这个恶劣环境的特点包括高空高速、低压缺氧、高噪声、辐射大、低湿度、空间封闭狭小，等等。普通旅客乘坐飞机短短几个小时都会出现身体上的不适，可以想象这样的工作环境给常年飞行的空乘人员带来的健康危害。例如，飞行过程中气压的变化会增加中耳腔内的压力，引起耳痛、耳鸣等不适，甚至造成鼓膜穿孔和听力损失。缺氧和噪声的环境使人体血液中胆固醇水平增高，容易诱发心脑血管等问题。飞行高度的增加会加大辐射水平，导致空乘人员内分泌系统紊乱和激素水平异常，低湿度、负离子缺

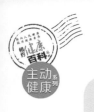

乏的空气也会加快皮肤衰老的速度。空乘人员在服务工作中须频繁地低头、弯腰，且以站立居多，加大了罹患静脉曲张以及颈椎、腰椎等方面疾病的风险。除此之外，搬运沉重的行李、行李架、服务推车也会增加空乘人员在工作中受伤的风险；由于气流颠簸、飞机震动等因素，空乘人员极易发生扭伤、跌倒、烫伤、被跌落的行李砸伤等伤害。

空乘人员在飞行过程中虽不似一般劳动者接触某些特定的职业病危害因素，但是其所面临的职业健康风险也是多种多样，不容忽视。空乘人员应当正确认识自己所处环境中的各种危害因素，并逐一应对。如飞行时出现耳鸣、耳痛，可以做口腔咀嚼运动、捏鼻鼓气、吞咽动作等缓解。弯腰、站立、坐位姿势居多，可以经常进行脚趾活动，在鞋子里面充分运动自己的脚趾；然后有规律地绷紧、松弛小腿，直到小腿肌肉有一些酸胀之后，换成大腿的肌肉做绷紧、松弛运动。这一系列动作不仅可以缓解下肢疲劳，还可以预防静脉曲张。在无飞行任务时，空乘人员应积极锻炼，做到有氧运动与无氧运动相结合，增强身体对疲劳的适应和耐受力。已经发生劳损情况的空乘人员，除了进行常规理疗外，还可在专业人士的指导下有针对性地对易发病部位进行锻炼。

（聂云峰）

27. 为什么**久坐**又**久站**的人
腿上会爬满"小蚯蚓"

有的空乘人员腿部背后有凹凸不平、弯弯曲曲像小蚯蚓一样的青筋凸起，看起来除了不美观好像没有什么影响，但其实这样的"蚯蚓腿"背后暗藏凶机，严重的还可能危及生命。这种"蚯蚓腿"是下肢静脉曲张的表现。

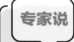

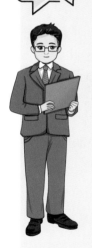

下肢静脉曲张的发病率非常高，我国为8.89%~16.5%。人体腿部的静脉中有许多静脉瓣，如同一个个"单向阀门"，帮助人体的静脉血液回流到心脏，防止血液倒流。长时间站立，使静脉瓣承受过度的压力，逐渐松弛，不能紧闭，使血流倒流。而久坐不动，导致下肢静脉的回流不良，加大了静脉瓣压力，使其逐渐松弛、脱垂以及关闭不全。这样从小腿回流到心脏的静脉血就会淤积在小腿，造成静脉曲张。

下肢静脉曲张发病初期，多有酸胀不适和疼痛的感觉，同时有肢体沉重感，易疲劳，有时可伴小腿肌肉痉挛现象，多在久站或午后感觉加重，而在平卧或患肢抬高时明显减轻。随着症状逐渐加重，受损的静脉隆起、扩张、迂曲，尤以小腿大隐静脉走行区为重。病程较长者，小腿特别是踝部皮肤常出现营养性改变，

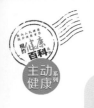

包括皮肤萎缩、脱屑、色素沉着，皮肤和皮下组织硬结、湿疹和溃疡形成。

对于下肢静脉曲张，早期防治是关键。并不是所有静脉曲张都会发展到严重程度，可以通过以下方式进行预防。

（1）下肢静脉曲张的发生大部分与久站久坐，让小腿长时间承重有关，所以要避免久站、久坐。

（2）睡觉时适当垫高双腿。

（3）早期觉得下肢不适，可穿医用弹力袜，经常平躺抬高双腿，使腿高于心脏水平，减轻下肢静脉压力。

（4）有静脉曲张家族史，以及肥胖的人群，应该将体重减到合理范围内，减轻血管负担。

（5）便秘会让腹压升高，下肢静脉回流受阻，因此要清淡饮食，多吃富含粗纤维的食物、新鲜果蔬，避免辛辣，预防便秘。

（6）如已患病，勿盲目用热水泡脚、随便按摩推拿静脉团，更不要过度跑步或散步。

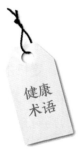

健康术语

下肢静脉曲张：俗称"蚯蚓腿"，是指由于下肢静脉内压力过高、静脉瓣功能不全、静脉管壁薄弱，导致下肢静脉伸长、迂曲、扩张而呈现曲张的状态。

（聂云峰）

28. 为什么**空乘人员**易发生 **肌肉骨骼疾患**

关键词

空乘人员

肌肉骨骼疾患

　　人们乘坐飞机时总会体验空乘人员提供的这样一些服务和便利：帮忙搬运沉重的行李到行李架，亲切地弯腰提醒系好安全带、拉起小桌板、开 / 关遮光板，用推车提供食物和饮品，为乘客满足临时性需求等。在这些工作的过程中，空乘人员往往需要频繁低头、站立、弯腰、搬举重物等。同时，由于飞机经常遭遇气流颠簸和飞机本身震动，加大了空乘人员罹患肌肉骨骼疾患的风险。

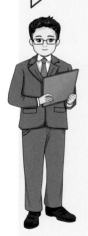

专家说

　　出现工作相关肌肉骨骼疾患，患者通常会感到颈、肩、肘、腕、腰及下背部等部位不适，活动受限或伴有疼痛感。研究发现，生产制造业、卫生行业、公共管理与社会服务业、农业的劳动者易发生工作相关肌肉骨骼疾患。好发部位主要包括腰部（41.15%）、颈部（40.56%）、肩部（35.20%）。不同行业、职业的劳动者，工作相关肌肉骨骼疾患的患病率及好发部位明显不同。空乘人员飞行及工作任务较重，在客舱服务时需要长时间站立，帮助乘客搬运或托举行李，频繁弯腰，颈部、肩部和下背 / 腰部持续或间断发力。此外，由于客舱空间狭小，空乘人员只能以不舒服、不符合人体工效学的姿势工作。基于上述特殊工作条件和工作状况，空乘人员工作相关肌肉骨骼疾患的好发部位通常是颈部、肩部和下背／腰部。肌肉骨骼疾患的影响因素复杂，如不良体位、过重劳动负荷、不合理劳动组织安排和空间限制，以及社会心理因素等均可能与肌肉骨骼疾患的发生有关。

关键词

工作压力　调节方式

健康加油站

空乘人员应从以下几方面预防肌肉骨骼疾患：①减少工作负荷，尽量不要搬运过重的物体，有条件者可以借助机械搬运重物；②减少弯腰和旋转躯体的时间，减少固定体位工作时间，每 30 分钟做一下伸展运动，减少重复性动作的持续时间，降低重复性动作频率；③加强个体防护，如使用护腰带加强脊柱稳定性等；④积极治疗急性损伤，尽量避免急性损伤转变成慢性损伤；⑤必要时更换工作内容，避免或减轻危险因素对肌肉、骨骼的损伤。

（聂云峰）

29. 空乘人员如何
缓解工作压力

很多人都认为空乘人员是一个外表光鲜亮丽、工作轻松体面而且收入丰厚的群体，但事实上，空乘人员也面临许多压力状态，如不规律的工作时间、超负荷的工作量、聚少离多的家庭生活、与乘客的交流不畅等。这些压力状态如若长期累积、处理不当，极有可能引发职业心理问题。因此，工作压力的缓解和释放对于空乘人员的健康工作也尤为重要。

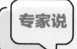
空乘人员的工作压力主要来源于这几个方面：高度责任感，不规律的工作时间，不甚舒适的工作环境，长时间与家人和朋友分离，高度的自我要求和竞争压力，面对突发紧急情况和未知风险，乘客的不良情绪和行为，缺乏工作支持和反馈等。

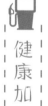
空乘人员可参考以下方式进行调节。

（1）保证充足的休息：越是繁忙的时候，就越容易忘记休息，不停地工作会导致心情烦闷，增加压力。可以适当停下手中工作休息一会儿，或进行运动锻炼，劳逸结合。适时休假。运动与休假都会让身体放松，从而缓解压力。

（2）积极利用工作之余缓解疲劳：结束飞行任务后，在保证充足休息的前提下，积极出行、散心，新的环境能很好地洗脱工作中的坏情绪和疲惫。

（3）充分认识工作压力的普遍性：每一个行业都有其工作压力所在，认识它，接纳它，解决它，调整好自我心态十分重要；经常进行心理暗示，告诉自己

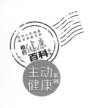

关键词

传染病识别 传染病预防

工作压力是很普遍的，没什么大不了，时间会解决一切，不必郁结于胸，等等。积极的心理暗示有助于提高自我效能。

（4）"佛系"应对乘客：空乘人员面对的乘客情绪和行为总是多种多样，难免被他们影响，导致压力剧增和情绪崩溃。要允许自己犯错，对待乘客时泰然处之，避免与其发生正面冲突，正面冲突只会让事态愈发糟糕，能解决时就积极解决，无法解决时寻求同事、领导的帮助。

（聂云峰）

30. 空乘人员如何洞察 传染病传播风险

随着航空旅行的迅速发展，全球的时间和空间距离被进一步缩小，航空旅行在方便各个国家和地区交流的同时，也进一步增加了传染病跨境传播的风险。一般飞机上，近百名旅客和机组人员长时间处在一个相对封闭的空间内，大家共享着有限的空气，旅客咳嗽、喷嚏、近距离交流、打哈欠时的飞沫等均可能携带传染病病原体。

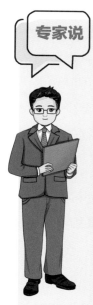

专家说

传染病是由各种病原体引起的能在人与人、动物与动物或人与动物之间相互传播的一类疾病。病原体中大部分是微生物，小部分为寄生虫，寄生虫引起的疾病又称寄生虫病。

传染病的传播和流行必须具备三个环节，即传染源（能排出病原体的人或动物）、传播途径（病原体传染他人的途径）及易感人群（对该种传染病无免疫力者）。若能完全切断其中的一个环节，即可防止该种传染病的发生和流行。各种传染病的薄弱环节各不相同，在预防中应充分利用。除基本环节外，对其他环节也应采取措施，只有这样才能更好地预防各种传染病。

空乘人员不是专业的医务工作者，想要做好传染病的预防工作并不容易，但可从以下方面尽早识别，尽早处置。

（1）在疾病症状还未显现时，无法知晓乘客及机组人员是否患有传染性疾病，因此，要谨慎地将所有体液（比如腹泻物、呕吐物或血液等）视作具有传染性的物质。

（2）如果乘客或机组人员有以下症状，视作疑似患有传染性疾病：①发热（实测温度达 38℃ 或更高，或触摸感觉烫手，或近日有发热史），并且具有以下一项或多项症状：皮疹、呼吸困难、持续咳嗽、意识减弱或近期发生过神志不清、有新的不明瘀伤或出血（此前未受伤）、持续腹泻、持续呕吐（非因晕机）、头痛、脖子发僵、看起来明显不适；②发热已持续超过 48 小时；③有传染病的症状或其他指征。

（3）当明确机上可能存在传染性疾病时，保护好自己与他人，谨慎触碰任何体液，并勤洗手。在协助患病乘客或触摸可能有污染的体液或表面之后，或手上有可见脏物时，至少用流动水和肥皂洗手 20 秒；如果无肥皂和流动水，则可以使用至少含有 60% 酒精的洗手液代替；避免未洗手或用接触过污染物的手套直接触摸眼睛和口鼻。

（4）严格使用个人防护设备，如 N95 口罩、医用外科口罩、手套等。如在为患病的乘客提供服务时，务必佩戴口罩和手套，服务结束后小心摘除手套，避免污染自身的皮肤或衣物。将使用过的个人防护用品小心扔进生物安全垃圾袋中。

（5）减少与患病乘客的互动，为其提供塑料袋等并提醒其妥善放置用过的物品和纸巾等。鼓励其经常洗手和使用含酒精的消毒液。

（聂云峰）

八

互联网信息
技术人员的
健康密码

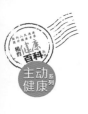

31. 互联网信息技术人员
如何预防**颈椎病**

关键词

互联网行业 颈椎病

如今，电脑已经成为很多职场人士工作中必不可少的"标配"，很多职场人士每天坐在电脑前工作的时间越来越长。加之手机、平板电脑等移动产品在日常生活中的普及，职场人士可随时随地便捷地工作，很多职业"低头族"由此产生。然而，在工作更方便的同时，颈椎病、腰肌劳损、干眼症等职业性疾病也随之而来。

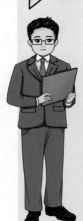

专家说

互联网信息技术人员易患颈椎病的原因主要包括以下几个方面。

（1）长时间固定坐姿：互联网信息技术人员通常需要长时间坐在办公桌前进行工作，保持相对静止的坐姿。这种长时间的不良姿势会增加颈椎受力，导致颈椎病的发生。

（2）颈部肌肉疲劳：长时间注视电脑屏幕导致颈部肌肉长时间处于紧张状态，过度使用颈部肌肉会导致肌肉疲劳和紧张，进而增加颈椎受力。

（3）缺乏运动：久坐和长时间使用电子设备会导致互联网信息技术人员缺乏运动，尤其是颈部和上半身的运动。缺乏运动会使颈椎周围的肌肉和韧带变得松弛和虚弱，增加颈椎病的风险。

（4）错误的工作姿势：不正确的工作姿势，如低头看手机、仰头看电脑等，会增加颈椎受力。这些错误的工作姿势会给颈椎带来额外的负担，加速颈椎病的发展。

（5）精神压力和紧张情绪：互联网信息技术人员常常面临工作压力和紧张情绪，长期的精神压力和情绪紧张可能会导致颈椎的肌肉紧张，加重颈椎受力。

互联网信息技术人员预防颈椎病可以采取以下措施：①保持正确的姿势；②定期休息和做颈部放松运动；③增加体育锻炼，特别是针对颈部和上半身的运动；④合理安排工作时间和休息时间；⑤养成良好的生活习惯，减轻精神压力。

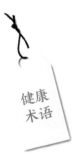

健康术语

颈椎病： 指因颈椎间盘退行性变化及颈椎骨质增生，刺激或压迫了邻近脊髓、神经根、血管及交感神经，并由此产生的颈、肩、上肢一系列不适表现。由于颈神经根感觉神经纤维排列在上，运动神经纤维在下，故临床上经常出现上肢感觉神经障碍。

（聂云峰）

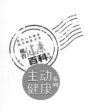

32. 视屏作业者如何减轻
视屏终端综合征

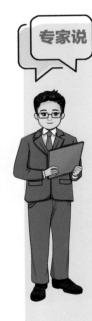

随着信息时代的高速发展和计算机的普及，视屏终端广泛进入人们的工作和生活。视屏终端对操作者健康的影响已被公认，长时间在视屏终端前操作和注视荧光屏而出现的一组无特征的症状，现代医学称之为视屏终端综合征。

专家说

视屏终端操作者眼部症状常表现为眼疲劳、干涩、刺痛、酸胀，畏光流泪，频繁眨眼，视物模糊，视力不稳，视物变形，复视，眼皮沉重感等。目前普遍认为，眼干涩、眼刺痛、畏光、流泪、频繁眨眼等多数症状，实际上是眼表干燥或泪液分泌不足的直接体现。

多种因素与视屏终端综合征的发生密切相关，提示视屏终端操作者应改善工作环境、提高设备匹配和建立良好操作习惯，从减少负荷的不良影响、培养良好卫生习惯、注意精神心理健康等多方面入手，将视屏终端综合征的危害降到最低程度。例如：室内的照明要适度；屏幕的亮度和背景的明暗反差不要过大；电脑位置与窗户成直角，不要面向窗户或背向窗户，以避免阳光直射荧光屏；注意补充局部照明；视屏终端操作者日常饮食宜清淡、易消化，并补充多种富含维生素 A、蛋白质的营养物质。

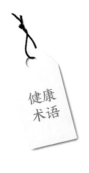

健康术语

视屏终端综合征：指长时间在视屏终端（如电脑、手机等）前操作和注视荧光屏而出现的一组无特征的症状。视屏终端操作者常会感到眼及全身不适，包括头昏脑涨、眼睛酸涩，同时可能伴有肩膀酸痛、身体多处不适。随着时间的推移，眼干涩、眼痒、眼部烧灼异物感、视物模糊、视力下降、眼部胀痛、眼眶痛等症状逐渐加剧。

（聂云峰）

33. 如何保护互联网信息技术人员的**眼睛健康**

在如今信息技术快速发展的时代，互联网信息技术人员扮演着至关重要的角色。然而，随着信息技术的迅速发展和日常工作压力的升高，互联网信息技术人员的健康问题变得越来越突出。其中，眼睛健康是一个备受关注的话题。

专家说

互联网信息技术行业是一个极具挑战的行业，这个领域的工作人员需要长时间盯着电脑屏幕工作。长

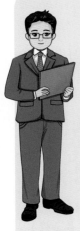

时间用眼过度紧张容易造成视力问题，给互联网信息技术人员的健康带来隐患。针对这一问题，专家建议使用"尺"来保护眼睛健康。

首先，"尺"代表距离。长时间近距离盯着电脑屏幕容易引起眼睛疲劳和干涩感。为了预防这一问题，建议互联网信息技术人员在工作时眼睛与屏幕保持一定的距离，将电脑屏幕放置在距离眼睛 25~30cm 的位置，这样可以减轻眼部肌肉的用力，并减少眼睛疲劳的发生。

其次，"尺"代表工作时长的尺度。长时间的视觉聚焦会导致眼部肌肉长时间绷紧，容易影响血液循环，加速眼部疲劳的形成。眼科专家提醒互联网信息技术人员注意把握工作时长的尺度，每工作 1 小时就应该停下来进行眼部休息。具体方法可以是闭目几分钟，或者注视远处几分钟，用以放松眼部肌肉，缓解眼疲劳。

（聂云峰）

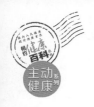

相约**健康**百科丛书

人物关系介绍

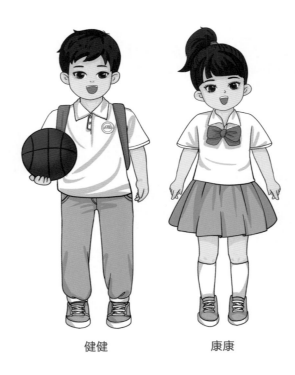

健健　　　　　　康康

300 | 职场的健康密码

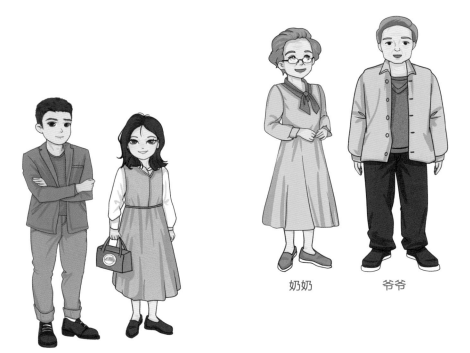

奶奶 爷爷

爸爸 妈妈

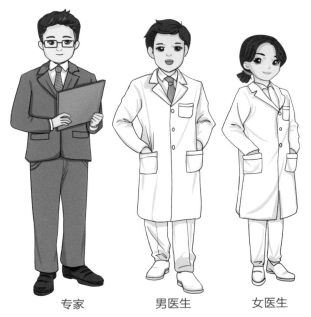

专家 男医生 女医生

图书在版编目（CIP）数据

职场的健康密码 / 孙新，李涛主编 . -- 北京 ：人民卫生出版社，2024. 7. --（相约健康百科丛书）.
ISBN 978-7-117-36608-3

Ⅰ. X92；R13
中国国家版本馆 CIP 数据核字第 2024K2B329 号

人卫智网	www.ipmph.com	医学教育、学术、考试、健康，购书智慧智能综合服务平台
人卫官网	www.pmph.com	人卫官方资讯发布平台

相约健康百科丛书
职场的健康密码
Xiangyue Jiankang Baike Congshu
Zhichang de Jiankang Mima

主　　编：孙　新　李　涛
出版发行：人民卫生出版社（中继线 010-59780011）
地　　址：北京市朝阳区潘家园南里 19 号
邮　　编：100021
E - mail：pmph @ pmph.com
购书热线：010-59787592　010-59787584　010-65264830
印　　刷：天津市光明印务有限公司
经　　销：新华书店
开　　本：710 × 1000　1/16　印张：21
字　　数：272 千字
版　　次：2024 年 7 月第 1 版
印　　次：2024 年 8 月第 1 次印刷
标准书号：ISBN 978-7-117-36608-3
定　　价：72.00 元
打击盗版举报电话：**010-59787491**　E-mail：**WQ @ pmph.com**
质量问题联系电话：**010-59787234**　E-mail：**zhiliang @ pmph.com**
数字融合服务电话：**4001118166**　E-mail：**zengzhi @ pmph.com**